膳食内养 穴位外调

养出孩子好体质

梁振钰 ◎ 编著

U0305294

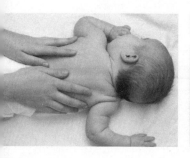
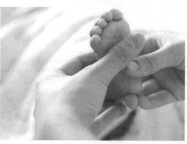
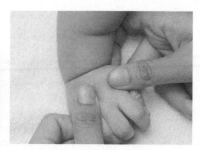

吉林科学技术出版社

图书在版编目（CIP）数据

膳食内养，穴位外调，养出孩子好体质 / 梁振钰编
著 . -- 长春：吉林科学技术出版社，2022.1
ISBN 978-7-5578-7704-0

Ⅰ．①膳… Ⅱ．①梁… Ⅲ．①小儿疾病－食物疗法②
小儿疾病－穴位疗法 Ⅳ．① R272.05 ② R245.8

中国版本图书馆 CIP 数据核字（2021）第 040764 号

膳食内养，穴位外调，养出孩子好体质
SHANSHI NEIYANG，XUEWEI WAITIAO，YANGCHU HAIZI HAO TIZHI

编 著	梁振钰
出 版 人	宛 霞
责 任 编 辑	王聪会
策 划 编 辑	穆思蒙 张 超
封 面 设 计	深圳市金版文化发展股份有限公司
制 版	深圳市金版文化发展股份有限公司
幅 面 尺 寸	170 mm×240 mm
开 本	16
字 数	150 千字
印 张	10
印 数	33 001-48 000 册
版 次	2022 年 2 月第 1 版
印 次	2023 年 6 月第 3 次印刷

出 版	吉林科学技术出版社
发 行	吉林科学技术出版社
地 址	长春市福祉大路 5788 号出版大厦 A 座
邮 编	130118
发行部电话/传真	0431-81629529 81629530 81629531
	81629532 81629533 81629534
储运部电话	0431-86059116
编辑部电话	0431-81629517
印 刷	三河市天润建兴印务有限公司

书 号	ISBN 978-7-5578-7704-0
定 价	29.90元

版权所有 翻印必究 举报电话:0431-81629508

目 录
CONTENTS

PART 02　体质调理——合理喂养更科学

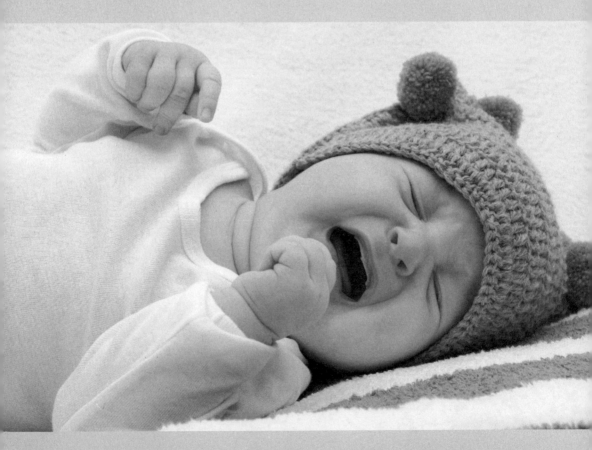

PART 03 好体质吃出来，巧手妈妈的膳食调理

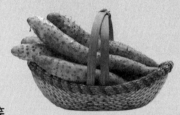

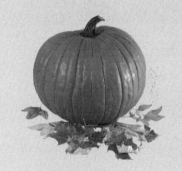

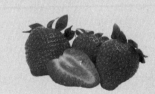

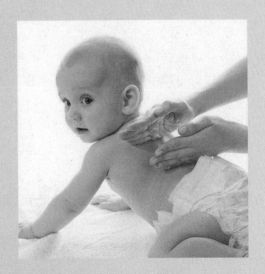

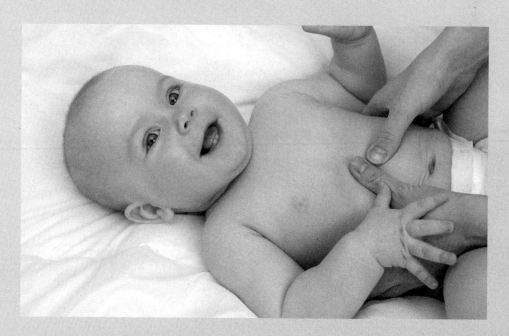

PART 05　内调外养孩子常见病症

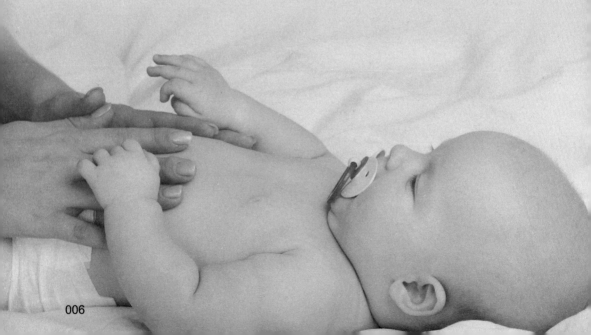

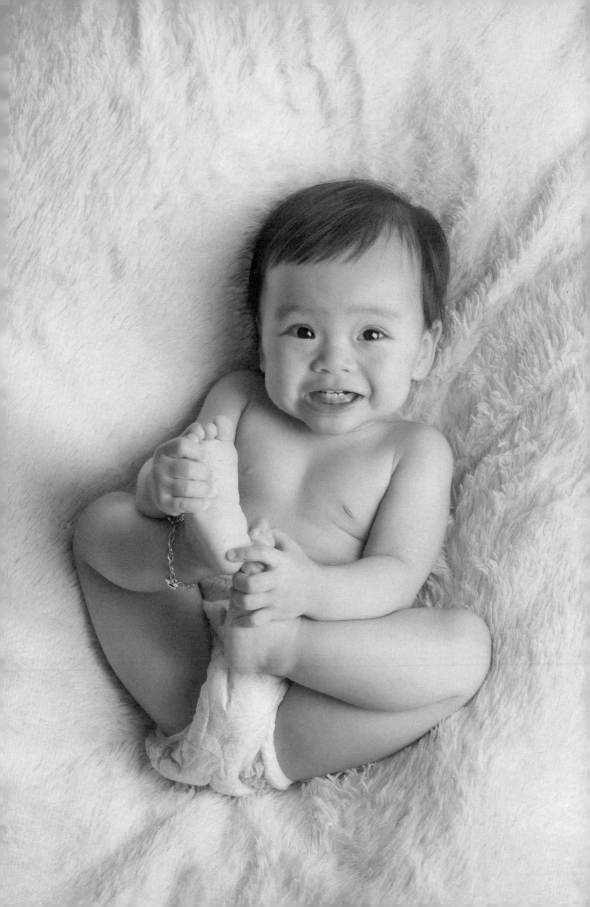

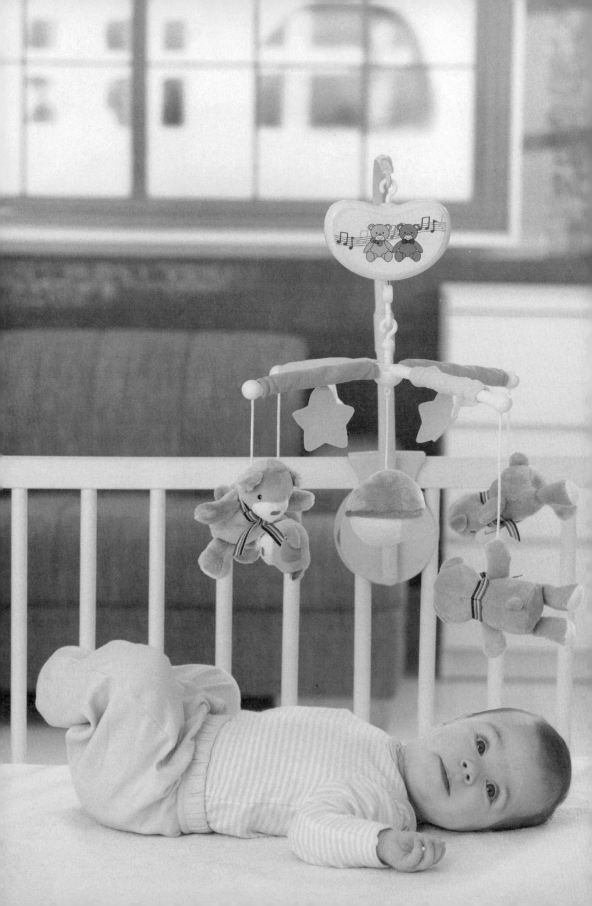

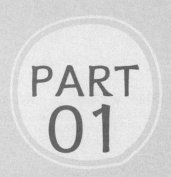

PART
01

呵护孩子健康，
先了解孩子体质

　　每个孩子的体质不同，健康状况也有所差别。孩子体质强，生病的概率自然就小。要想孩子保持健康，父母应首先了解孩子的体质，根据不同的体质进行调理，有助于增强孩子的体质，对呵护孩子健康也能起到事半功倍的作用。

孩子生理、病理特点妈妈要知晓

小儿的脏腑组织及其生理功能尚未发育完全，因此其生理、病理的特点与成人是有所区别的。那么小儿的生理特点与病理特点又是怎么样的？它独特在哪儿？与大人的生理、病理不同在哪儿？只有了解了小儿的这些变化特点，才能轻松应对孩子出现的不同问题。在这里，我们将一一为大家阐述。

1. 生理特点

小儿的生理特点：一是"脏腑娇嫩，形气未充"，机体的五脏六腑、气血津液、筋肉骨骼等形态结构和生理功能均处于幼稚娇弱阶段，尚未发育成熟完善，古人谓之"稚阴稚阳"；二是"生机蓬勃，发育迅速"，小儿机体虽然幼嫩，却具有蓬勃发育的生长能力，从体格、智力乃至脏腑功能方面，均不断向着完善成熟的方向发展，犹如旭日初升、草木方萌，蒸蒸日上、欣欣向荣，古人把这种现象称为"纯阳"。

2. 病理特点

一是由于脏腑功能稚弱，对疾病的免疫力较差，加以寒暖不能自调，饮食不知自节，易受外邪侵袭和饮食所伤；更不能耐受突然的刺激，容易受惊、生病。年龄越小，发病率越高。尤以呼吸系统和消化系统的疾病多见，传染病也多于成年人。

二是小儿发病后，病势变化迅速，邪气益盛，正气易虚，表现为"易虚、易实、易寒、易热"。例如，偶患感冒，可很快发展成肺炎，出现高热咳喘、唇青鼻翕、舌红苔黄的实热证。若医治不及时，出现面色青灰、四肢厥冷、重度发绀、呼吸衰竭的内闭外脱之寒证，甚至可能导致夭折；又如饮食不当引起上吐下泻，当水谷邪气重滞肠胃的初期，可出现发热、腹胀痛、呕吐酸腐、泻下臭秽、小便黄、苔黄腻、脉滑实的实证。若吐泻不止，则阴津阳气同时衰竭，又急剧出现神昏肢厥、脉微欲绝的虚脱证。

三是由于小儿处于迅速生长发育之中，生机旺盛、精力充沛，加之病因单纯，在疾病过程中，无悲观忧虑的情绪影响，病变快或病情较重，但只要诊断正确、治疗及时、护理周到，就能较快显效。

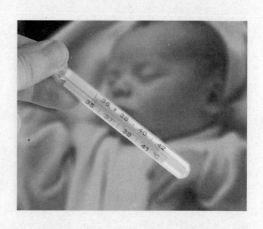

从六个方面掌握宝宝的体格生长规律

人从成胎、初生到青春期，身体一直处于不断生长发育的过程中。小儿生长发育主要受先天因素和后天因素两方面的影响。先天因素与种族、父母、胎儿期状况等有关，后天因素与社会条件、气候、地理、营养、作息、锻炼、疾病、药物等有关。掌握小儿生长发育规律，对指导儿童保健以及某些疾病的诊治具有重要意义。

● 1. 体重 ●

体重是小儿机体量的总和。测量体重，应在空腹、排空大小便、仅穿单衣的状况下进行。新生儿体重约为3千克，出生后前半年平均每月增长约0.7千克，后半年平均每月增长约0.5千克，1周岁以后平均每年增加约2千克。

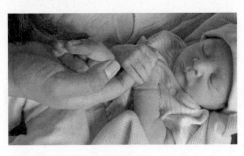

➕ 临床可用以下公式推算小儿体重：

1～6个月体重（千克）	3+0.7×月龄
7～12个月体重（千克）	7+0.5×（月龄－6）
1岁以上体重（千克）	10+2×年龄

体重测量可以反映小儿身体发育和衡量小儿营养状况，并作为临床用药量的主要依据。体重增长过快常见于肥胖症、巨人症，体重低于均值85%以下者为营养不良。

● 2. 身长 ●

身长是指从头顶至足底的垂直长度。一般3岁以下小儿量卧位时身长，3岁以上小儿测量身高。测量身高时，应脱去鞋袜、摘帽，取立正姿势，枕、背、臀、足跟均紧贴测量尺。

新生儿身长约为50厘米。1岁以内共增长约25厘米，增长速度逐渐减慢，一般前6个月每月增长约2.5厘米，后6个月每月增长约1.5厘米；第2年全年增长约10厘米；2周岁后至青春期前，每年增长约7厘米。

身长主要反映机体骨骼发育状况。身长低于同年龄、同性别小儿的标准身高30%以上，应考虑侏儒症、克汀病等。

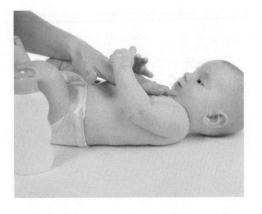

● 3. 头围 ●

头围的大小与脑的发育有关。测量头围时使用软尺，用左手拇指将软尺零点固定于头部右侧齐眉弓上缘处，软尺从头部右侧绕过枕骨粗隆最高处而回至零点，读取测量值。测量时小儿应脱帽，长发者应将头发在软尺经过处上下分开，软尺紧贴皮肤，左右对称，松紧适中。

新生儿头围约为 34 厘米，出生后 6 个月增长约 9 厘米，7 ~ 12 个月增长约 2 厘米，到 1 周岁时约 45 厘米，第 2 年增长约 2 厘米，5 岁时增长至 50 厘米，15 岁时接近成人，为 54 ~ 58 厘米。

● 4. 囟门 ●

囟门有前囟、后囟之分，前囟是额骨和顶骨之间的菱形间隙，后囟是顶骨和枕骨之间的三角形间隙。其测量方法为测对边中点连线距离。

约 25% 的儿童后囟在初生时已闭合，其余也应在生后 2 ~ 4 个月内闭合。前囟应在生后 12 ~ 18 个月内闭合。

囟门反映小儿颅骨间隙闭合情况，对某些疾病诊断有一定意义。囟门早闭且头围明显小于正常者，为小头畸形；囟门迟闭且头围大于正常者，易形成脑积水、佝偻病等。囟门凹陷多见于阴伤液竭之失水，囟门凸出多见于热炽气营之脑炎、脑膜炎等。

● 5. 胸围 ●

胸围的大小与肺和胸廓的发育有关。测量胸围时，3 岁以下小儿可取立位或卧位，3 岁以上者取立位。被测者处于安静状态，两手自然下垂或平放（卧位时），两眼平视，测量者立于被测者右侧或前方，用软尺由乳头向背后绕肩胛角下缘 1 周，取呼气和吸气时的平均值。

测量时软尺应松紧适中，前后左右对称。

新生儿胸围约 32 厘米，1 岁时约 44 厘米，接近头围，2 岁后胸围渐大于头围。一般营养不良的小儿由于胸部肌肉、脂肪发育差，胸围超过头围的时间较晚；反之，营养状况良好的小儿，胸围超过头围的时间则可能提前。

● 6. 牙齿 ●

新生儿一般无牙。通常出生后 5 ~ 10 个月开始出乳牙。出牙顺序是先出下颌的牙齿后出上颌的牙齿，自前向后依次萌出，唯尖牙例外。20 颗乳牙于 2 ~ 2.5 岁出齐。出牙时间推迟或出牙顺序混乱，常见于佝偻病、呆小病、营养不良等。6 岁后乳牙开始脱落，换出恒牙，12 岁左右长出第二磨牙。

测一测，您的孩子是什么体质

体质即身体素质，是指人体秉承先天（指父母）遗传、受后天多种因素影响所形成的，与自然、社会环境相适应的功能和形态上相对稳定的固有特性。从中医的角度看，小儿体质分为9种基本体质类型：平和体质、气虚体质、特禀体质、湿热体质、阴虚体质、气郁体质、阳虚体质、痰湿体质、血瘀体质，其中以"平和体质"最为理想。请参考下面的对照表，了解自己孩子的体质，从而采取有效措施加以改善。

体质类型	表现特征
平和体质	"身体倍儿棒，吃嘛嘛香"，再加上睡眠好、性格开朗，社会和自然适应能力强，这是典型的平和体质。此体质的人不易生病
气虚体质	说话无力，经常出虚汗，容易呼吸短促，经常疲乏无力，这就是气虚体质。这种体质的小儿容易感冒，生病后抗病能力弱且难以痊愈，还易患内脏下垂，比如胃下垂等
特禀体质	对花粉或某种食物过敏等，在中医上称为特禀体质
湿热体质	脸部和鼻尖总是油光发亮，还容易生粉刺、疮疖，一开口就能闻到异味，属于湿热体质。这种体质还容易大便黏滞不爽、小便发黄
阴虚体质	如果怕热，经常感到手心、脚心发热，面颊潮红或偏红，皮肤干燥，口干舌燥，容易失眠，经常大便干结，那就是阴虚体质
气郁体质	多愁善感、忧郁脆弱的人属气郁体质，一般比较瘦，经常闷闷不乐，无缘无故地叹气，容易心慌失眠
阳虚体质	总是手脚发凉，不敢吃凉的东西，性格多沉静、内向
痰湿体质	心宽体胖是其最大特点，腹部松软肥胖，皮肤出油，汗多，眼睛水肿，容易困倦
血瘀体质	刷牙时牙龈易出血，眼睛常有红丝，皮肤常干燥、粗糙，容易烦躁、健忘，性情急躁

体质差，病邪容易"乘虚而入"

　　前段时间，由于工作原因，我接触了一个小患者，是个 4 岁的小女孩。据孩子的父母介绍，这个孩子总是感冒，每次感冒主要是发热，一个月至少 1 次，每次发病不是打针就是吃药，去医院是家常便饭，因此，她的父母很是发愁。她父亲还说，孩子在 2 岁时得了一次慢性腹泻，病好后孩子瘦了一大圈，也是从那以后，孩子变得特别容易感冒，肠胃也特别不好。后来孩子不爱吃饭，他担心孩子营养不够，就经常给孩子买些饮料或小食品，因为孩子只喜欢这些东西。但现在孩子营养不良，常年面色蜡黄，且时常感到疲惫。他询问我这是什么原因造成的，我告诉他，孩子之所以容易感冒，就是因为体质变差，病邪"乘虚而入"了。随后我开了一个补气的方子给他，并告诉他要让孩子养成哪些日常习惯，告诫他严格执行，一个月后再来复诊。果然，一个月后他带女儿前来复诊，并告诉我，孩子现在的状态好了很多，平日里跑跑跳跳，也阳光了很多。

　　中医认为，"正气内存，邪不可干，邪之所凑，其气必虚"。用现代的语言来说，就是如果人体的免疫力足够强大，就不会生病，病邪之所以侵犯人体，说明机体的免疫力低下。

　　当孩子的体质下降时，身体的免疫系统也就出现了"漏洞"，这自然就让病邪有机会"乘虚而入"了，进而造成孩子生病。要想让孩子摆脱疾病的困扰，则需父母及时地认清致使孩子体质变差的原因，比如饮食不规律、睡眠时间不足、运动不足等，找出病因后逐步采取补救措施，慢慢地增强孩子的体质。

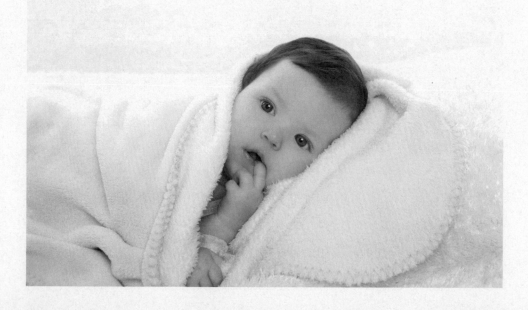

体质差的孩子要注意饮食

孩子的健康关系着家庭的幸福，因此，父母大多都将孩子的健康当成重中之重。但有的孩子天生体质较差，容易受到各种疾病的侵袭，怎样才能从根源上增强孩子的体质，成了父母亟待解决的问题之一。其实，通过合理的饮食调养，就可以增强孩子的体质，极大地提高孩子对疾病的防御能力。

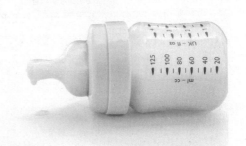

体质类型	饮食调养
平和体质	饮食应有节制，不要过饥或过饱，不吃过冷或过热的食物，粗细粮要合理搭配，少食过于油腻及辛辣之物
气虚体质	多食鸡肉、白扁豆、香菇、山药、大枣等，少食耗气食物，如空心菜、生萝卜等
特禀体质	饮食宜清淡、均衡，粗细粮搭配适当，荤素配伍合理，少食鱼、虾、蟹等腥膻发物及含致敏物质的食物
湿热体质	饮食以清淡为主，多食绿豆、冬瓜、藕、荸荠等甘寒、甘平的食物，少食羊肉、狗肉、韭菜、辣椒等辛温助热食物
阴虚体质	可多食鸭肉、绿豆、冬瓜等甘凉滋润之品，少食羊肉、狗肉、辣椒等温燥之品
气郁体质	多食小麦、香菜、葱、蒜、萝卜、金橘、玫瑰花等食物
阳虚体质	多吃羊肉、狗肉、虾、栗子、韭菜、橘子等，平时少食生冷黏腻之品
痰湿体质	饮食以清淡为主，多食薏米、白扁豆、冬瓜等，控制甜、黏、油腻食物的摄入量
血瘀体质	可多食萝卜、金橘、柚、山楂、醋等食物，少食肥猪肉等滋腻之品

这样养，孩子才会长得好

由于孩子身体各器官系统尚未发育完善，一旦体质下降便容易生病，使父母操劳担心，所以怎样增强孩子体质是一个非常重要的问题。想要将孩子养好，让其拥有健康强壮的体魄和良好的体质，父母必须从日常生活做起，增强孩子的体质。

1. 固定睡眠时间

孩子正处于生长旺盛阶段，而生长发育往往是在孩子睡眠中进行的，因此孩子们的睡眠时间会比成年人要长得多。我们可以发现免疫力低、体质差的小朋友通常是晚上不爱睡觉的，可能因为玩电脑、玩手机、看电视、做作业等因素影响到他们的正常睡眠时间，这是父母应该注意的，长期睡眠时间缩短会对孩子身体生长造成很大的影响，所以想要增强孩子体质，就得让孩子保持足够的睡眠时间。

2. 营养饮食更重要

嘴馋可能是每个孩子的天性，但是不加节制地进食往往会对身体造成很大的伤害。如果放任孩子经常吃一些零食、油炸食品、生冷食品，比如雪糕、冰棍等，或者辛辣食品如辣条、麻辣烫等，可能会严重损害孩子的消化系统功能，甚至引起身体疾病，所以家长最好严格管好孩子的嘴巴，平日多给孩子吃一些新鲜的蔬果、肉、蛋等，这样有助于增强孩子的体质。

3. 适当锻炼体质强

想要增强孩子体质，适当的锻炼是必不可少的。因为孩子身体骨骼、肌肉正在生长发育，如果缺乏锻炼，长时间保持同一个姿势，很容易增加驼背、发育畸形的概率。所以说在课余时间，父母应该多陪孩子做运动，可以慢跑、打球、游泳等，既可以增强体质，又可以增进感情。

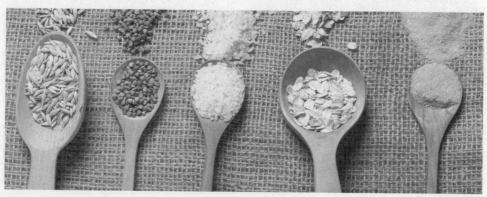

四季如何调理孩子体质

根据中医理论，春、夏、秋、冬四时气候的变化，与人的生命活动是对立，又是统一的，人体必须适应四时气候的变化，才能维持正常生命活动，否则人体节律就会受到干扰，抗病能力和适应能力就会降低，即使不因感受外邪而致病，也会导致内脏的生理功能失调而产生病变。小儿更是如此，季节交替之时更容易生病，父母如若注重每个季节给孩子调养饮食，可使孩子少生病！

1. 春"生"，养肝为主

春季人体气血的特点是从内脏走向体表。春天肝气升发，肝病患者容易病情波动，易出现食欲减退、疲倦乏力、失眠、肝功能异常等问题。此时养肝重在一个"生"字。

春季气候特点

春季来临，天气渐暖，万物生发。在春季，肝脏养生是养生的主旋律。春季在五行中属木，而人体的五脏之中肝也属木，因而春气通肝。中医认为，春季肝气旺盛而升发，是养肝、护肝的好时机。

春季饮食

春季是孩子生长发育的黄金季节，在这个季节里，他们的身体会迅速生长发育，食欲也比较旺盛。这个时候父母最好给孩子选择一些具有养肝效果的食物：如蘑菇、木耳、大枣、鱼虾、牛肉、奶制品、豆制品等，都是不错的养肝血食物；骨头汤、芝麻、海产品，这些可养肝阳；菠菜、青椒、芹菜、卷心菜、菜花则能养肝阴。

2. 夏"长"，养心为主

夏季是身体功能旺盛时期，体内过度旺盛的功能和环境湿热会导致疾病，如中暑、发热、腹泻等，主要的问题是暑热。夏季食疗的目的是保持体内清爽，避免湿热侵犯，同时滋阴清热，防止功能亢进造成的虚热。

夏季气候特点

夏季属火，火有高热、炎热之意，心在五行中对应火。所以，夏季炎热最易干扰心神，使心神不宁，引起心烦，心烦就会使心跳加快，加重心脏的负担。夏季是心脏病发病率较高的季节，因此，夏季养生重在养心。

夏季饮食

炎热的夏季，孩子们的皮肤毛孔完全打开，非常容易出汗，从而导致阳气泄漏过多，再加上长夏阴雨潮湿，暑邪会影响脾胃功能，而不利于孩子养心。所以在这个季节来临时，父母要在孩子的饮食上多多注意，应该尽量少给孩子吃烧烤、油炸的食物和冷饮，多喝绿豆汤或水果汁，多吃新鲜蔬菜等以滋养心阴。

● 3. 秋"收"，养肺为主 ●

　　秋季人体气血的特点是从体表走向内脏，随"秋收"而衰落，逐渐向"冬藏"过渡。肺气与秋气相通应，肺气在秋季最旺。此时，肺的制约和收敛功效强盛。秋季养肺要顺应秋季的特点，即重在"收"。

秋季气候特点

　　秋季多风少雨、气候干燥。"秋燥"很容易伤肺，秋天如果不注意肺的养护，孩子就会出现唇干、口鼻咽喉干、咳嗽、皮肤干燥皲裂失去光泽、大便秘结等肺燥症状，还特别容易患呼吸系统疾病。

秋季饮食

　　众所周知，秋天是万物成熟的季节，然而也是阴气渐长、阳气收敛的季节。这个季节最容易伤害人的肺阴，所以人才会有干燥的表现，如感冒、皮肤干裂、全身燥热、咽喉发干等，大都是由于肺阴损伤造成。所以父母在这个季节要经常给孩子准备一些能滋润肺部的食物，如鲜榨的果汁、蔬菜、肉汤、米粥等。

● 4. 冬"藏"，养肾为主 ●

　　冬季气候寒冷，万物收藏。中医认为，这时人体的活动应该有所收敛，将一定的能量储存于体内，为来年的"春生夏长"做准备。

冬季气候特点

　　冬日万物敛藏，养生就该顺应自然界收藏之势，使精气内聚，以润五脏。所以冬日养生很重要的一点就是"养肾防寒"。肾的功能强健，才可调节机体适应严冬的变化。冬季人体气血的特点是潜藏于内脏，养生重在"藏"。冬季养生就是要侧重精神、体力和身体储备的"潜藏"。

冬季饮食

　　冬季是阴寒盛、阳气闭的季节，人体阳气内敛，皮肤的毛孔比较密小，一旦寒邪进入体内就不容易出去，所以父母在孩子饮食上最好选择辛甘微温的食物和坚果，如核桃仁、栗子、松子仁等，既对智力发育有利，也对肾脏发育有利。如果孩子在冬季容易感冒的话，不妨用百合、核桃仁、甜杏仁、黄芪熬粥，可以起到补气益肺的作用。

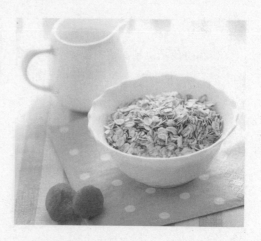

不同体质孩子常患的相关疾病

不同体质类型的孩子，不但会对某些疾病存在易患性，同时还会影响疾病的转归和预后。了解孩子的体质类型，不但能够及时规避不利于孩子的因素，在孩子身患疾病之后，也能根据体质特点进行科学的调理，及早康复。

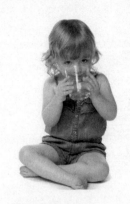

体质类型	易患疾病
平和体质	平和体质的孩子对自然环境和社会环境的适应能力较强，面色、肤色润泽，免疫力强，患病较少
气虚体质	气虚体质的孩子不耐受风、寒、暑、湿邪，平素语音低弱，气短懒言，容易疲乏，易患感冒、内脏下垂等疾病，病后康复缓慢
特禀体质	特禀体质的孩子对外界适应能力差，如过敏体质者对易致过敏季节适应能力差，易引发宿疾。常见症状有风团、咽痒、鼻塞、喷嚏等
湿热体质	湿热体质以湿热内蕴为主要特征，易患疮疖、黄疸、热淋等疾病
阴虚体质	阴虚体质的孩子以口燥咽干、手足心热等虚热表现为主要特征，易患虚劳、失眠等疾病
气郁体质	气郁体质的孩子容易长期情志不畅，以气机郁滞为主要特征，易患脏躁、百合病、梅核气等疾病
阳虚体质	阳虚体质的孩子阳气不足，失于温煦，易患自身免疫性疾病（如湿疹）
痰湿体质	易患肥胖、代谢综合征等疾病
血瘀体质	血瘀体质的孩子不耐受寒冷，一般肤色晦暗，色素沉着，容易出现瘀斑，口唇黯淡，易患癥瘕及痛证、血证等疾病

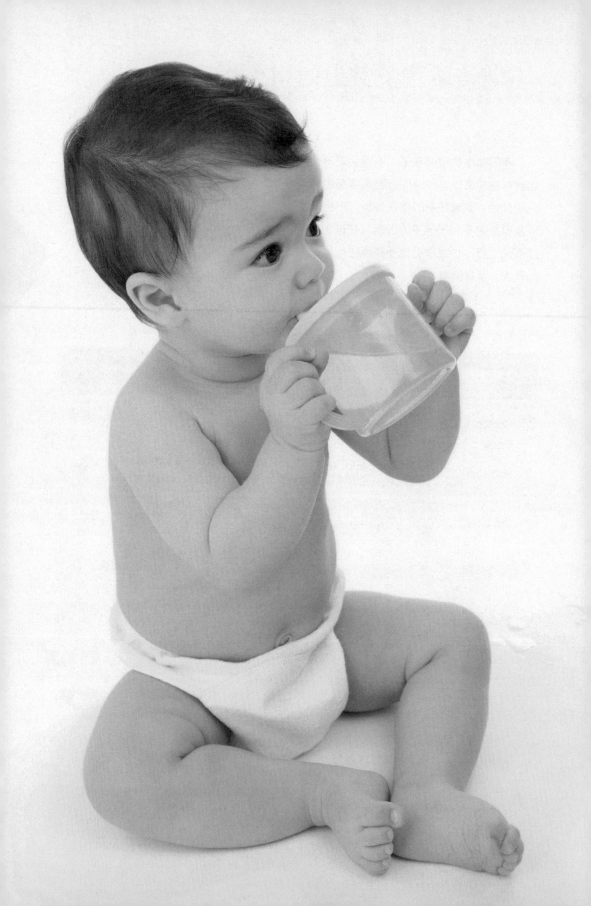

PART

02

体质调理——
合理喂养更科学

　　小孩易生病有几个原因，包括小孩的特殊生理特点、外邪、内伤饮食等。小孩的肺脏娇嫩，脾常不足，小朋友在一起就容易互相传染得病，尤其是伤风、感冒、咳嗽等呼吸系统的疾病。小孩患病跟饮食也有关系。小孩喜欢甜食、肉、蛋、奶等高营养、高蛋白食物，加上纯阳之体，经常有食积郁热的表现，郁热成痰，影响肺的功能，易致感冒和咳嗽。合理喂养可帮助宝宝健康成长。

积滞质：食欲减退，日渐消瘦

小儿积滞体质是指小儿在先天"脾常不足"的生理特征和后天多种因素的共同影响下，形成积滞的体质状态。其表现为小儿面色苍白、食欲日减、日渐消瘦，这是由于脾胃虚弱、运化失常、气血生化不足所致。

小儿积滞体质调养

中医认为，小儿积滞体质具有可调性、相对稳定性和动态可变性，调护小儿体质应该从先天固养，后天饮食起居的护养和医药的慎重选择等方面入手。

饮食调护

在饮食方面，最主要的是调和脾胃。小儿积滞体质极易引发积滞，而且积滞体质的小儿脾胃功能较弱，因此在调护上首要调和脾胃。积滞体质的小儿应以面食为主，可多食绿色蔬菜、水果、粗粮等，在鱼、虾、肉、蛋等方面应适量食用，这类食物高蛋白、高油脂，通常不易消化。同时，还需禁食凉食、煎炸或辛辣食物。

运动调护

适当的运动能够促进肠胃的蠕动，增强脾胃的功能，有利于消化吸收，因此积滞体质的小儿应适当增加户外运动，最好是有氧运动，比如慢走、滑冰、慢跑等运动方式。

起居调养

这类小儿应保持稳定且足够的睡眠时间，保持室内的通风和温度，在风不大的情况下多出门走动，尽量减少体内热量的蓄积。

药物调护

患儿应根据病情轻重，选择适当的药物治疗，比如化积口服液、保和丸等，应在医生的指导下适量用药。同时，中医推拿有导滞的功效，也可以适当运用推拿、艾灸、拔罐等治疗方法加以辅助治疗。

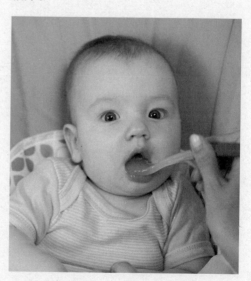

热滞质：孩子面色偏红，不一定健康

　　小儿热滞质是指由于小儿脾气亏虚、饮食不节，以积滞化热、功能状态亢奋为主要特征的一种体质状态。其表现为平素恣食肥腻、辛辣、煎炒等食品，尤其进食"燥热"食品后，易出现不适。主要表现为唇红、面色偏红，或有低热、烦躁多啼、夜卧不安、或睡中头汗出、不耐热、口臭、口渴喜冷饮、大便干燥、小便黄、舌质红，苔黄厚或腻、脉滑数。

小儿热滞体质调养

　　中医认为，小儿热滞体质是由于饮食不知自节，恣食、偏食，宿食不消，气机郁滞，久蕴化热；或气郁、血郁、痰郁、湿郁、情志郁结等日久化热而成。因此调养重点应放在日常饮食上。在日常饮食中，热滞质小儿应适当减少摄入的食物总量，节制零食，避免吃巧克力、花生等富含脂肪的食物，以清淡可口又易消化的寒性食物为主，包括小米、小麦、豆腐、绿豆芽、苦瓜、冬瓜、黄瓜、苋菜、芹菜、桃子、梨、枇杷等，这些食物有清胃火、泄肠热的作用。

　　此外，要想改善此体质，最重要的是要清热消滞，因此可以饮用小儿热滞汤，取太子参10克、白术5克、云苓10克、甘草3克、竹茹5克、葫芦茶10克、布渣叶10克、神曲5克，熬水饮用即可，有健脾消滞的功效。此外，热滞质小儿也可采用中医疗法，比如推拿、艾灸、拔罐等物理退热方法，皆有效果。

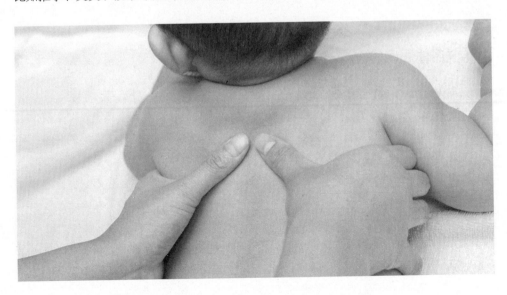

湿滞质：小儿宜胖，但不能虚

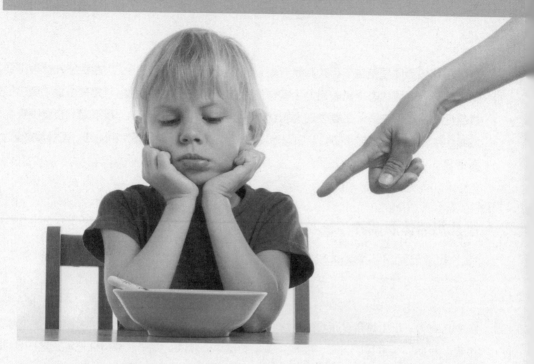

　　小儿湿滞质是由于脾气亏虚，湿浊阻滞，以脾虚湿滞导致的一种综合症状。主要表现为食欲差，食量不多，平素嗜食肥甘厚腻的食物。自我调节能力差，尤其进食湿气重的食物后，感觉明显不适。面色萎黄或㿠白、精神疲倦、不爱活动、缺乏食欲、眼屎多、厌食油腻，有时呕吐痰涎、纳呆，有时水肿，脘腹痞闷、喜揉按，大便溏薄或泄泻，小便浑浊、量少或正常，舌质淡胖、边有齿痕，苔白腻，脉濡缓。

小儿湿滞体质调养

　　中医认为，小儿湿滞体质是由于脾主运化的生理功能失常，体内水湿停聚，或长期在多雨或潮湿的环境下生活而成。因此调养重点在于健脾化湿。在饮食上，宝宝要少吃冷食、甜食，少吃油腻食品，多吃温热的食物，减少湿病之源。父母在做菜的时候，可以适当放些姜片，姜是温性食物，有祛寒化痰的功效。也可以适当让宝宝吃些佛手瓜、木瓜、冬瓜、苦瓜、红小豆等食物，也能起到化湿的功效。另外，还要少吃虾、蟹等湿滞的海鲜。脾胃湿滞容易引起过敏，湿困脾胃，影响脾胃的消化吸收，此时应少吃虾、蟹等易引起湿滞的海鲜，况且这些高蛋白食物难消化，进食过多也会增加脾胃负担。

　　此外，出汗对宝宝排湿作用极大，能带走宝宝体内多余的水分，因此宝宝还要适度加强运动。在运动的同时，还可饮用祛湿汤，以更好地达到祛湿的功效。

脾虚质：孩子不是越静越好，父母要留意

　　小儿脾虚体质是由于各种因素导致脾胃虚弱，进而引起一系列脾虚症状的一种体质状态，对外界适应力差，较易引起各种胃肠道疾病和呼吸道疾病。其主要表现为宝宝经常食欲不佳，进食后消化不好，口气秽臭，进食量少，神疲懒言，哭声较低，身体虚胖，安静少动，面色苍白或萎黄，自汗乏力，动则汗多，大便稀溏，或夹不消化食物残渣，每日 2～3 次，小便量多或正常，舌色淡，舌体胖大有齿痕，苔薄白，脉细。这类体质的小儿极为喜静，父母需时刻留意这点。

小儿脾虚体质调养

　　中医认为，小儿脾虚体质是由于先天禀赋不佳，后天饮食失调，乳食不节，饥饱失常，过食生冷或妄加营养造成的。在饮食方面，要注意均衡膳食，不偏食、不挑食，饮食有度，不过饥或过饱，三餐进食要规律，不过食肥甘厚味、辛辣刺激或生冷的食物。在作息上，充足的睡眠对增强小儿的体质是非常重要的，所以父母要培养孩子良好的生活习惯，坚持早睡早起，保证充足的睡眠。适当的运动也可使机体素质得到提高，在天气适宜时，多带孩子呼吸新鲜的空气，多参加户外活动，在流感季节要注意少去人员密集的公共场所，以减少感染病毒的机会。

　　另外，小儿脾胃虚弱会影响食物的吸收，导致宝宝自身营养素的缺乏，这时，父母不可妄自给孩子服用营养素，如维生素 A、维生素 D、维生素 E 等，药物的介入可能会使得孩子的情况复杂化，对孩子的身体造成危害。这时，父母可运用绿色的中医疗法，比如推拿、艾灸等。

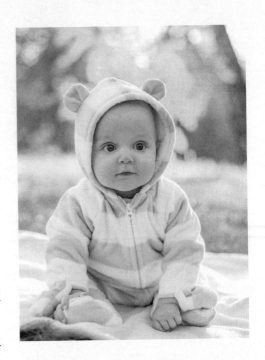

心火偏旺质：活泼和多动是两码事

　　小儿心火偏旺体质是指小儿心常有余，心火易亢，以心火亢盛导致的一种综合症状。主要表现为平素恣食肥腻、辛辣、煎炒等食品，易出现口腔溃疡、失眠、便秘等疾病，面红、心神不宁、多动不安、易兴奋、发脾气、注意力不集中、挑食、食欲欠缺、口臭、大便干结、小便黄、入睡难、睡觉易惊醒、夜间啼哭、踢被子、掀衣服、嘴唇偏红、舌质红、苔黄干，脉滑数。和脾虚质孩子相反，心火偏旺体质的孩子极为好动，但精神萎靡，父母需时刻留意这点。

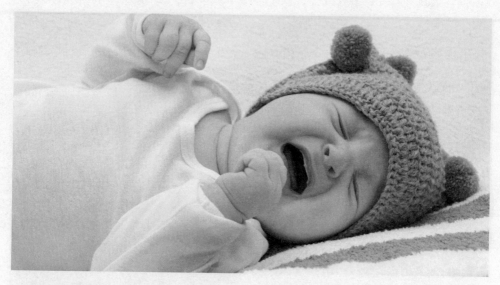

小儿心火偏旺体质调养

　　中医认为，小儿心火偏旺体质是由于孩子先天体质虚弱，饮食不当，乳食不节、饥饱失常，或过食肥甘生冷和难以消化之物，停聚不化、气滞不行而导致的。调理此体质的重点在于清心降火。在饮食上，父母需给孩子多吃一些让人心性平和的食物，主要是各种水果、蔬菜、豆类等食物，它们是大自然最好的恩赐。比如，父母可以给孩子喝冰糖莲子心汤，清心火、养心安神，尤其适合心火偏旺所致的烦躁不眠。

还可以加上百合、银耳、玉竹一起，具有清心养阴的作用。绿豆粥也具有清心泻火的作用。

　　长期心火偏旺是对孩子身心的一种透支，时间一长，火旺烧灼体内的津液，津液不能化气血，导致气血不足，相对地也会出现一些气血津液亏虚的表现，因此父母一旦发现孩子是心火偏旺体质，应立即采取相应的调养措施。

异禀质：先天不足，需后天缓调慢补

小儿异禀体质是指由于先天禀赋不足和禀赋特异性遗传等因素造成的一种体质。主要表现为：遗传性疾病，有单基因病、多基因病、染色体异常等，胎传性疾病为母体影响胎儿个体生长发育及相关疾病特征，过敏性疾病因过敏情况不同而有不同表现。

小儿异禀体质调养

中医认为，小儿异禀体质是由于先天禀赋不足，由遗传因素、环境因素、食物因素、药物因素、免疫因素，或母亲生产时意外因素等影响造成的。这类孩子的调养重点在于健脾补肾，补养先天、后天为基础。在饮食上，可给孩子吃些补脾益气、开胃消食的食物，如粳米、锅巴、薏米、熟藕、栗子、山药、红枣、扁豆、牛肉、鸡肉、兔肉、牛肚、猪肚、土豆等。异禀质的孩子极易过敏，日常需加强锻炼，增强机体的抗病能力。

异禀体质相比起其他体质来说最为麻烦，其调养效果显现较慢，一些家长为了追求疗效，让孩子早日转好，盲目地相信广告，追逐所谓新产品等，一听所谓"验方"如获至宝，盲目让孩子服食。殊不知，儿童体质强弱不同，方不对症，常常会适得其反。

由于异禀体质孩子的自我调节能力差，父母应视其情况而采取不同的治疗措施，如推拿、艾灸等物理疗法，只有对症使用才能见其效果。

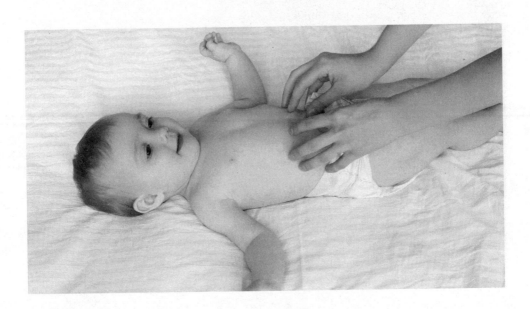

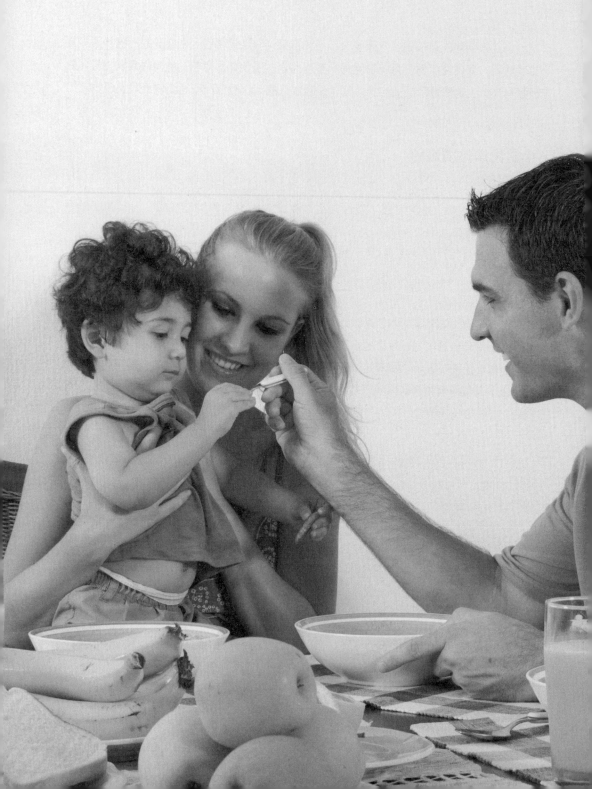

PART
03

好体质吃出来，
巧手妈妈的膳食调理

妈妈们都会想到给宝宝补充各种营养品，其实最好的也是最安全的营养恰恰是来源于宝宝平时的食物。药补不如食补，我们完全可以应用传统中医关于食补的一些精粹理论，合理搭配宝宝的日常膳食，轻松调理好宝宝的体质。

孩子免疫力差，调理体质有良效

孩子为什么三天两头儿生病？免疫力差在作怪。孩子为什么免疫力差？一是患有先天性疾病，如先天性心脏病、先天性发育不良等；二是维生素及微量元素的缺乏，如缺乏锌、铁、维生素A、维生素D等，均可导致宝宝营养不良，免疫力下降。无论是因为先天性疾病还是后天的营养不良，都可以从食物中补充必需的营养素。

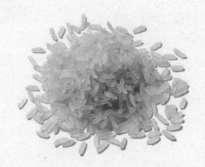

粳米

性味 性平，味甘。

归经 归脾、胃、肺经。

粳米为禾本科草本植物稻（粳稻）的种子，又称大米、硬米。粳米中的蛋白质主要是米精蛋白，氨基酸的组成比较完全，人体容易消化吸收，但赖氨酸含量较少；还含有脂肪、钙、磷、铁及B族维生素等多种营养成分。粳米中各种营养素含量虽不是很高，但因食用量大，也具有很好的功效，是孩子补充营养素的基础食物。粳米是蛋白质的重要来源，所含人体必需氨基酸也比较全面，还含有多种营养成分，孩子每天吃一小碗粳米粥，有调养脾胃的作用。

选购保存

以颗粒整齐，富有光泽，比较干燥，无米虫，无沙粒，米灰极少，碎米极少，闻之有股清香味，无霉变味为佳。于阴凉、通风、干燥处保存。

食物搭配

虽说粳米中的蛋白质只占7%，但因食用量很大，所以仍然是蛋白质的重要来源。但最好不要长期只吃粳米，可以搭配其他粗粮（如燕麦、玉米）煮粥给孩子吃，这样营养更丰富全面。例如粳米搭配猴头菇一起熬成粥，可调补脾胃，增进食欲，适于吸收不良综合征、慢性胃炎、消化性溃疡及消化道癌症的防治。

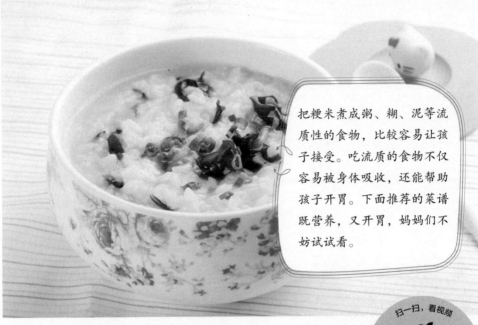

把粳米煮成粥、糊、泥等流质性的食物，比较容易让孩子接受。吃流质的食物不仅容易被身体吸收，还能帮助孩子开胃。下面推荐的菜谱既营养，又开胃，妈妈们不妨试试看。

扫一扫，看视频

核桃木耳粳米粥

材料

粳米 200 克，水发木耳 45 克，核桃仁 20 克，葱花少许。

调料

盐 2 克，鸡粉 2 克，食用油适量。

做法

1 洗净的木耳切成小块，把切好的木耳装入盘中，待用。

2 砂锅中注入适量清水，用大火烧开，倒入泡发好的粳米，拌匀。

3 放入木耳、核桃仁，加少许食用油，搅拌匀，用小火煲30分钟，至粳米熟烂。

4 加入适量盐、鸡粉，用勺拌匀调味。将煮好的粥盛出，装入碗中，撒上葱花即成。

功效分析

核桃木耳粳米粥的口感极好，爽滑又带有清甜味道，营养丰富，含有维生素和矿物质，黑木耳中的铁含量极为丰富，可以防治缺铁性贫血，对促进宝宝的身体健康十分有利。

薏米的营养价值很高，被誉为"世界禾本科植物之王"。在欧洲，它被称为"生命健康之禾"；在日本，被列为防癌食品。薏米含有蛋白质、亚麻油酸和薏米酯等营养成分，具有健脾、利尿、镇咳之效。其又可当成粮食食用，易消化，煮粥、做汤均可。

薏米

性味 性微寒，味甘、淡。

归经 归脾、胃、肺经。

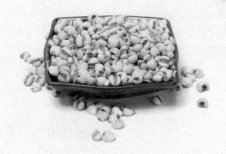

薏米又叫薏苡仁、苡仁、六谷子，为禾本科植物薏苡的种仁。薏米含有蛋白质、脂肪、糖类、膳食纤维、维生素B_1、维生素E、薏米酯、薏米油、钙、铁、钾、硒等。薏米含有的铁易被儿童吸收，因缺铁性贫血而引起体虚的孩子经常食用薏米，可起到滋补和增强体质的作用。经常食用薏米对儿童慢性肠炎、消化不良等症也有食疗作用，还可促进新陈代谢，减轻胃肠负担。

选购保存

选购薏米时，以粒大、饱满、色白、完整者为佳品。贮藏前要筛除薏米中的粉粒、碎屑，以防止生虫或发霉。

食物搭配

薏米中丰富的维生素B_1，对防治儿童脚气病十分有益；薏米中多种维生素和矿物质具有营养头发、防止脱发、使头发光滑柔软的作用，可促进儿童毛发健康生长。薏米与多种食物搭配更能发挥薏米本身的作用，如薏米与山药配伍食用，有润肺益脾的功效；银耳与薏米同食，可治脾胃虚弱、补肺益胃。

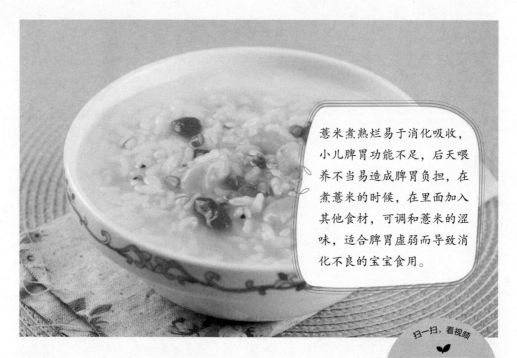

薏米煮熟烂易于消化吸收，小儿脾胃功能不足，后天喂养不当易造成脾胃负担，在煮薏米的时候，在里面加入其他食材，可调和薏米的涩味，适合脾胃虚弱而导致消化不良的宝宝食用。

扫一扫，看视频

 # 薏米白果粥

材料

水发薏米 40 克，大米 130 克，白果 50 克，枸杞子 3 克，葱花少许。

调料

盐 2 克。

做法

1 砂锅中倒入适量清水，用大火烧开，放入水发好的薏米、大米。

2 倒入备好的白果，搅拌匀，用大火烧开后转小火煮30分钟，至米粒熟软。

3 揭开锅盖，搅拌几下，放入枸杞子搅拌均匀。

4 加入盐，搅拌均匀至食材入味，盛入碗中，再放上葱花即可。

功效分析

　　此道膳食富含多种营养素，且易消化吸收。其中，薏米含有一定的维生素E，有滋润皮肤的功效；含有的铁可有效预防儿童因出现缺铁性贫血而引起体质虚弱。

据古医学典籍记载：冬瓜有清肺热、化痰、清胃热、除烦止渴、祛湿解暑、消除水肿之功效。在我国民间，冬瓜也常被用来治疗肺热咳嗽、水肿胀满、暑热烦闷等。常吃冬瓜，不仅可以使皮肤光洁，还对慢性支气管炎、肠炎、肺炎等感染性疾病有一定的治疗作用。

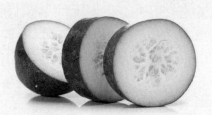

冬瓜

性味 性微寒，味甘、淡。

归经 归肺、大肠、小肠、膀胱经。

冬瓜是瓜果蔬菜中唯一不含脂肪的，膳食纤维高达0.8%，含有蛋白质、糖类、粗纤维、钙、铁、胡萝卜素、维生素C等营养成分。冬瓜含有除色氨酸外的7种人体必需氨基酸，谷氨酸和天门冬氨酸含量较高，还含有鸟氨酸和γ-氨基丁酸以及儿童特需的组氨酸，是儿童生长发育所需维持身体各个组织健康发育的重要营养成分。

选购保存

挑选冬瓜时用手指掐一下，皮较硬，肉质密，种子成熟变成黄褐色的冬瓜口感较好。买回来的冬瓜如果吃不完，可用一块比较大的保鲜膜贴在冬瓜的切面上，用手抹紧贴满，可保存3~5天。

食物搭配

冬瓜营养丰富而且结构合理，营养质量指数计算表明，冬瓜为有益健康的优质食物。海蜇具有清热解毒、化痰软坚、降压消肿等功效，与冬瓜搭配同食，可清热化痰、润肠降压。香菇具有化痰理气、益胃和中、透疹解毒之功效，与冬瓜配伍同食，可清热祛火、除痰止渴。

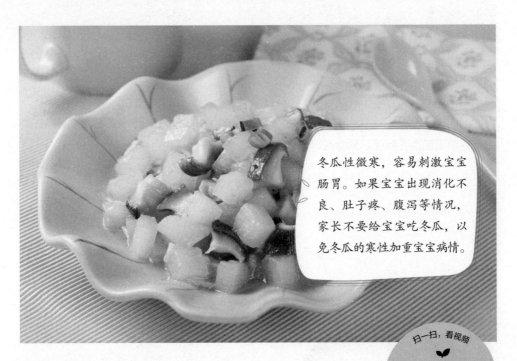

冬瓜性微寒，容易刺激宝宝肠胃。如果宝宝出现消化不良、肚子疼、腹泻等情况，家长不要给宝宝吃冬瓜，以免冬瓜的寒性加重宝宝病情。

扫一扫，看视频

 # 冬瓜烧香菇

材料

冬瓜 200 克，鲜香菇 45 克，姜片、葱段、蒜末各少许。

调料

盐 2 克，鸡粉 2 克，蚝油 5 克，水淀粉、食用油各适量。

做法

1 备好的冬瓜清洗干净，再将洗好的冬瓜切成丁；洗净的香菇切成小块，备用。

2 锅中注水烧开，放入冬瓜丁和香菇块焯水，捞出，沥干水分，备用。

3 炒锅注油烧热，放入姜片、葱段、蒜末，爆香；倒入焯过水的食材，快速翻炒均匀。

4 注水，加盐、鸡粉、蚝油，用中火煮至入味，转大火收汁，倒入适量水淀粉炒匀入味即可。

功效分析

冬瓜含有蛋白质、粗纤维、胡萝卜素、B族维生素、维生素C等营养成分，具有润肺生津的功效，适合宝宝食用。

豆腐又被称为水豆腐，被人们誉为"植物肉"。豆腐是高营养、低脂肪的健康食品，能够增强饱腹感。豆腐中含有的大豆卵磷脂，有防止多余脂肪堆积的功效。此外，由于豆腐里还含有寡糖，常食可以缓解便秘。

豆腐

性味　性凉，味甘。

归经　归脾、胃、大肠经。

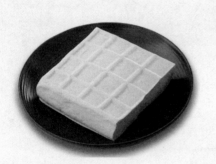

　　豆腐富含蛋白质、糖类、不饱和脂肪酸、卵磷脂、钙、磷等。在日常生活中，若钙摄入不足，易造成儿童体内的血钙水平下降，而豆腐不但含钙量高，且细嫩易消化，儿童常食，可维持机体血钙代谢平衡。豆腐含水量足，食之可以补足水分，缓解喉咙不适。另外，豆腐对降低血铅浓度、促进机体代谢十分有益，能预防儿童铅中毒。豆腐中还富含大豆卵磷脂，有益于儿童的神经及大脑发育。

选购保存

　　豆腐本身的颜色略带点黄色，优质豆腐的切面比较整齐，无杂质。豆腐本身有弹性。豆腐买回后，应立刻浸泡于水中，并置于冰箱中冷藏，待烹调前再取出。

食物搭配

　　豆腐富含蛋白质、8种必需氨基酸、不饱和脂肪酸、卵磷脂等人体必需营养物质，能提高儿童的抗病能力。进食苦瓜能够产生很强烈的饱腹感，且苦瓜中所含的苦瓜素能够有效地预防脂肪合成，搭配豆腐一起食用，对儿童肥胖症有较好的改善效果。韭菜是粗纤维食品，能帮助人体排出体内过剩的营养物质，与豆腐搭配可以防止儿童肥胖。

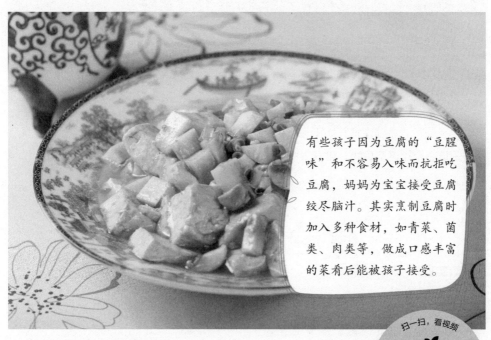

有些孩子因为豆腐的"豆腥味"和不容易入味而抗拒吃豆腐，妈妈为宝宝接受豆腐绞尽脑汁。其实烹制豆腐时加入多种食材，如青菜、菌类、肉类等，做成口感丰富的菜肴后能被孩子接受。

扫一扫，看视频

 # 蘑菇竹笋豆腐

材料

豆腐 400 克，竹笋 50 克，口蘑 60 克，葱花少许。

调料

盐少许，水淀粉 4 毫升，鸡粉 2 克，生抽、老抽、食用油各适量。

做法

1. 洗净的豆腐切成小方块，放入碗中备用。
2. 洗好的口蘑、竹笋分别切成丁，备用。
3. 锅中注入适量清水，烧开，将口蘑丁、竹笋丁、豆腐块倒入锅中，焯水，捞出备用。
4. 锅中倒入适量食用油，放入焯过水的食材，翻炒匀；加水淀粉、盐、鸡粉、生抽、老抽，翻炒均匀，盛入盘中，撒上葱花即可。

功效分析

豆腐含有蛋白质、铁、钾、钙、锌等营养成分；蘑菇富含人体必需氨基酸、矿物质等，能很好地促进人体对其他食物营养的吸收；竹笋富含人体所需的纤维，此菜除有增加营养、帮助消化、增进食欲的功能外，对儿童牙齿、骨骼的生长发育也颇为有益，并且能增强免疫力。

这些食物，让宝宝聪明惹人爱

不少专家认为，后天的合理喂养也是宝宝聪明的重要因素。宝宝出生后，大脑仍然在快速发育，需要足够的营养，所以说，宝宝的聪明大脑也是"喂"出来的。现代营养研究已经证实，合理饮食有助于宝贝大脑的发育。在这里整理了一些健脑食材、膳食，给宝宝适当食用这些食物，可以帮助宝宝大脑发育更完善，变得更加聪明。

荷兰豆

性味 性平，味甘。

归经 归脾、胃经。

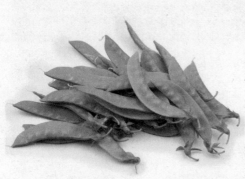

荷兰豆中圆身的又被称为蜜糖豆、蜜豆，扁身的被称为青豆，食用此豆时以食用嫩荚为主。荷兰豆嫩荚质脆清香，营养价值很高。荷兰豆含蛋白质、不饱和脂肪酸、大豆磷脂、角苷、蛋白酶抑制剂、异黄酮、钼、硒、铁、钙、锌、磷等。荷兰豆含有的铁能预防儿童缺铁性贫血。另外，青豆中的大豆异黄酮还能增强血管弹性，进一步增强补血效果。

选购保存

我们主要吃荷兰豆豆荚，所以挑选时要挑大小均匀、颜色发绿的荷兰豆。可将荷兰豆放入保鲜袋内，用夹子夹紧，之后在保鲜袋的底角两边用剪子剪两个小洞，然后再放入冰箱的冷藏室冷藏即可。

如果是剥出来的豆子就适于冷冻，最好在一个月内食用。

食物搭配

荷兰豆含有丰富的蛋白质、叶酸、膳食纤维和人体必需的多种氨基酸，尤以赖氨酸含量为高，与谷物搭配食用，具有蛋白质互补的作用，有助于儿童的生长发育。与香菇搭配食用，有健脑和防止脂肪堆积的作用，能预防儿童肥胖。

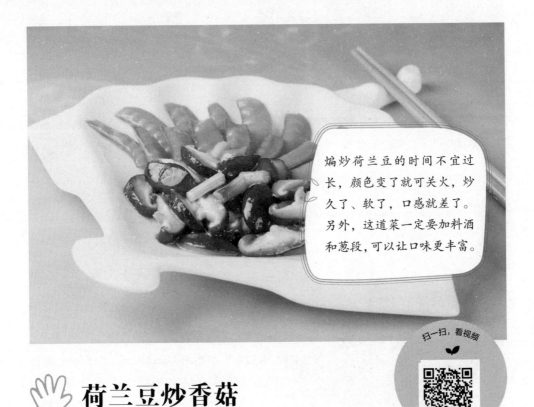

煸炒荷兰豆的时间不宜过长，颜色变了就可关火，炒久了、软了，口感就差了。另外，这道菜一定要加料酒和葱段，可以让口味更丰富。

扫一扫，看视频

荷兰豆炒香菇

材料

荷兰豆 120 克，鲜香菇 60 克，葱段少许。

调料

盐 3 克，鸡粉 2 克，料酒 5 毫升，蚝油 6 毫升，水淀粉、食用油适量。

做法

1 洗净的荷兰豆切去头尾，洗好的香菇切粗丝。

2 锅中注水烧开，放入香菇丝和荷兰豆焯水，捞出沥干水分，备用。

3 用油起锅，倒入葱段，爆香；放入焯过水的荷兰豆、香菇丝；淋入料酒，炒匀，倒入蚝油，翻炒匀。

4 放入鸡粉、盐，炒匀调味；倒入适量水淀粉，翻炒均匀；关火后把炒好的菜肴盛入盘中即可。

功效分析

荷兰豆富含多种氨基酸，香菇含有不饱和脂肪酸、维生素、矿物质等营养成分，能提高机体免疫力、开胃消食。

山药又称土薯，既可作药材，又可作蔬菜，营养丰富，自古以来就被视为物美价廉的补虚佳品，有"小人参"之美誉。山药块茎肥厚多汁，又甜又绵，且带黏性，生食、热食都是美味，具有补中益气、强筋健脾等滋补功效，是不可多得的健康营养美食。

山药

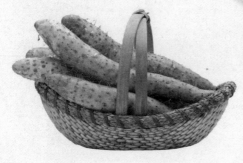

性味 性平，味甘。

归经 归肺、脾、肾经。

山药含水分充足，含有糖类、蛋白质、脂肪、薯蓣皂苷及B族维生素、维生素C、维生素E，糖类以淀粉为主。山药含有淀粉酶、多酚氧化酶等物质，有利于脾胃消化吸收功能，是一味平补脾胃的药食两用之品。山药中含有可溶性纤维，能推迟胃内食物的排空，对于脾胃消化功能较弱的宝宝是良好的主食来源。宝宝吃山药不仅能补充能量和微量元素，还能帮助消化排便。

选购保存

要挑选表皮光滑无伤痕、薯块完整肥厚、颜色均匀有光泽、不干枯、无根须的山药。尚未切开的山药，可存放在阴凉通风处。如果切开了，则盖上湿布保湿，放入冰箱冷藏室保鲜。

食物搭配

山药可与西红柿搭配，西红柿含有丰富的有机酸，能促进胃酸分泌，增强胃肠动力，促进胃肠蠕动，调理人体消化功能，加速排便。黑木耳具有清胃、涤肠的作用，与山药搭配，有利于改善宝宝脾胃消化吸收功能。

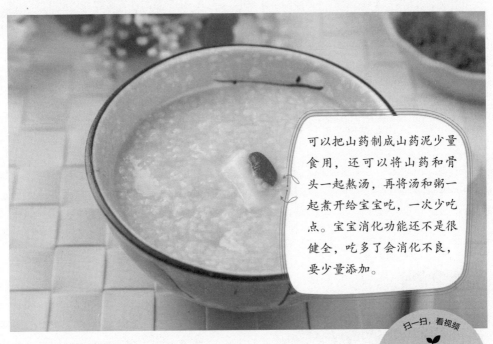

可以把山药制成山药泥少量食用，还可以将山药和骨头一起熬汤，再将汤和粥一起煮开给宝宝吃，一次少吃点。宝宝消化功能还不是很健全，吃多了会消化不良，要少量添加。

扫一扫，看视频

 小米山药粥

材料

水发小米 120 克，山药 95 克。

调料

盐 2 克。

做法

1 洗净去皮的山药切成条，再切成丁，备用。

2 砂锅中注水烧开，倒入小米，煮开后转小火煮40分钟，至小米熟软。

3 倒入山药丁，拌匀，煮开后用小火煮20分钟至全部食材熟透；揭开锅盖，加入适量盐。

4 将锅中的食物搅拌均匀，关火后盛出煮好的粥即可。

功效分析

山药含有大量的淀粉和维生素、蛋白质、氨基酸等营养成分，可以帮助胃肠消化吸收，促进肠蠕动，适合消化不良的宝宝食用。小米富含膳食纤维、B族维生素、钙、硒等多种营养成分。二者同用，具有健脾和胃、和中益肾、清热解毒等功效。

在中医中，韭菜有一个响亮的名字——起阳草，具有补肾温阳的作用。韭菜能够增进食欲，促进脾胃对营养物质的消化吸收，增强机体免疫能力，提高人体的抗寒能力。

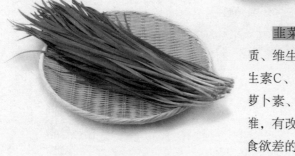

韭菜

性味　性温，味辛。

归经　归肝、肾、肺、胃经。

韭菜富含热量、维生素B$_1$、钙、蛋白质、维生素B$_2$、镁、脂肪、烟酸、糖类、维生素C、膳食纤维、维生素E、胆固醇、胡萝卜素、多种微量元素等。韭菜中富含粗纤维，有改善消化系统、清洁肠胃，改善宝宝食欲差的作用。韭菜中的粗纤维还能增进胃肠蠕动，宝宝吃了不仅有助消化，还能治疗便秘。韭菜中含有植物性芳香挥发油，具有增进食欲的作用。

选购保存

韭菜一年四季皆有，冬季到春季出产的韭菜，叶肉薄且柔软，夏季出产的韭菜则叶肉厚且坚实。选购的时候选择韭菜上带有光泽的，用手抓时叶片不会下垂、结实而新鲜水嫩的为佳。新鲜的韭菜洗净后沥干水分，切成段，装入塑料袋后再放入冰箱，其鲜味可保存2个月。

食物搭配

苦瓜不仅能够产生很强烈的饱腹感，其所含的苦瓜素还能够有效地防止脂肪合成，搭配韭菜食用，效果更佳，可以防止儿童肥胖。

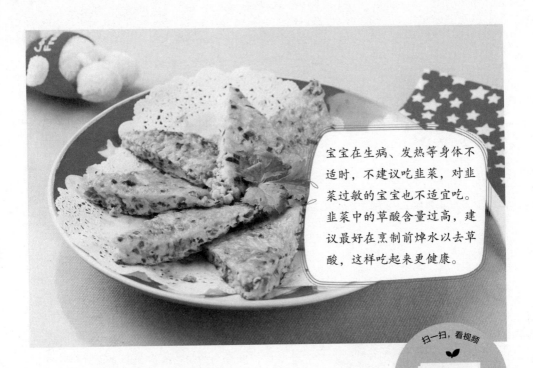

宝宝在生病、发热等身体不适时，不建议吃韭菜，对韭菜过敏的宝宝也不适宜吃。韭菜中的草酸含量过高，建议最好在烹制前焯水以去草酸，这样吃起来更健康。

扫一扫，看视频

 ## 煎生蚝鸡蛋饼

材料

韭菜 120 克，鸡蛋 110 克，生蚝肉 100 克。

调料

盐、鸡粉各 2 克，水淀粉、食用油各适量。

做法

1. 洗净的韭菜切成粒；鸡蛋打入碗中搅散，制成蛋液；生蚝肉汆水。
2. 蛋液中倒入生蚝肉，加入盐、鸡粉、韭菜粒、水淀粉，沿一个方向搅匀，制成蛋糊，备用。
3. 用油起锅，倒入调好的部分蛋糊，翻炒一会儿至断生后盛出，放入余下的蛋糊中混合均匀，即成蛋饼生坯。
4. 锅底留油烧热，倒入蛋饼生坯，摊开、铺匀，用小火煎至两面熟透，分成小块，摆在盘中即成。

功效分析

　　韭菜富含膳食纤维，与鸡蛋一起食用可以促进肠道蠕动、提高食欲、健脑益智；生蚝肉中含丰富的磷，有利于钙的吸收，还能补锌，适合儿童食用。

三文鱼的肉质鲜美，营养价值高，素有"冰海之皇"的美称。三文鱼中的营养物质对儿童脑神经细胞发育和视觉发育起到至关重要的作用，因此常吃适量三文鱼对儿童智力和视力的发育有益。

三文鱼

性味 性平，味甘。

归经 归脾、胃经。

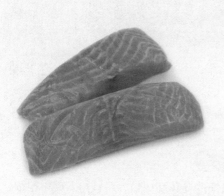

三文鱼富含蛋白质、维生素A、B族维生素、维生素E，还含有锌、硒、铜、锰等矿物质及与免疫功能有关的酶等营养成分。三文鱼所含的锌能促进维生素A吸收，起到改善儿童视力的作用。三文鱼含有的不饱和脂肪酸是维持细胞正常生理功能不可缺少的物质。其还含有一种叫作虾青素的物质，有很强的抗氧化作用，是儿童脑部、视网膜及神经系统发育必不可少的物质，有增强脑功能、预防视力减退的功效。

选购保存

通常来说，我们买到的三文鱼都是已经分割切块后的成品鱼肉，这个时候就要通过鱼肉的状态来进行判断。新鲜三文鱼，鱼皮黑白分明，同时表面覆盖着一层完整无损、带有鲜银色的鱼鳞。鱼鳞透亮有光泽。鱼肉纹路清晰，呈现鲜艳的橙红色，并且带着隐隐的油润光泽，非常漂亮。

食物搭配

西红柿富含胡萝卜素，有助于改善视力，防止夜盲症，与三文鱼搭配，不仅美味可口，改善视力的效果更佳。三文鱼与冬瓜搭配，可治水肿、消化不良等症。

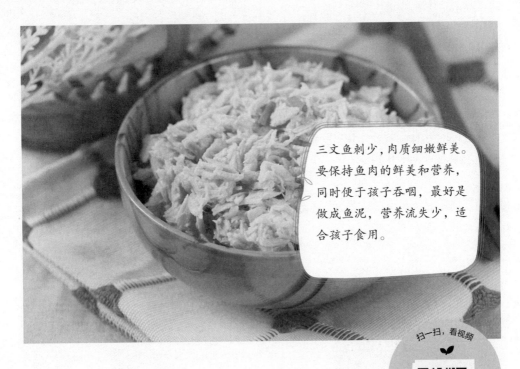

三文鱼刺少，肉质细嫩鲜美。要保持鱼肉的鲜美和营养，同时便于孩子吞咽，最好是做成鱼泥，营养流失少，适合孩子食用。

扫一扫，看视频

三文鱼泥

材料

三文鱼肉 120 克。

调料

盐少许。

做法

1 蒸锅上火烧开，放入处理好的三文鱼肉，盖上锅盖，用中火蒸约15分钟至熟。

2 关火，揭开锅盖，取出已经蒸好的三文鱼，放凉，待用。

3 取一个干净的大碗，放入备好的三文鱼肉，压成泥状，待用。

4 三文鱼中加入少许盐，搅拌均匀至其入味。另取一个干净的小碗，盛入拌好的三文鱼即可。

功效分析

三文鱼含有不饱和脂肪酸、维生素D、铁、磷、钠、锌等营养成分，长期食用具有调节小儿机体代谢、提高免疫力、增进食欲、帮助消化等功效。

南瓜有"降脂佳品"之誉，是人们常食的蔬菜之一。南瓜具有润肺益气、化痰、消炎止痛等功效，对脾虚久咳、痰多咳喘都有一定的食疗作用。南瓜含有多种营养成分，能有效促进机体细胞的修复和发育，增强人体免疫功能，其中丰富的钴元素能促进人体的新陈代谢和造血功能。

南瓜

性味 性平，味甘。

归经 归肺、脾、胃经。

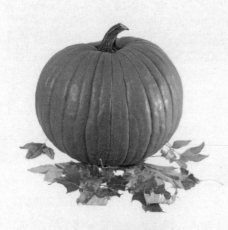

南瓜营养丰富，含蛋白质、淀粉、南瓜多糖、胡萝卜素、维生素E、果胶、氨基酸、类胡萝卜素和多种矿物质。南瓜中丰富的亚麻油酸、卵磷脂和硬脂酸，能够促进婴幼儿大脑和骨骼的发育。南瓜所含的胡萝卜素可以在体内转化为维生素A，能够调节并保护机体，有利于维持上皮组织的正常功能；丰富的糖、淀粉以及磷和铁，还可以给孩子补血，避免其出现缺铁性贫血。

选购保存

挑选外形完整，最好是瓜蒂连着瓜身，这样的南瓜比较新鲜。南瓜切开后，先将南瓜子去掉，再用保鲜袋装好，放入冰箱冷藏保存。南瓜中所含的类胡萝卜素耐高温，加油脂烹炒更有助于人体摄取吸收。

食物搭配

绿豆具有清热解毒、消肿等功效，同南瓜配伍食用，可清热解毒、生津止渴；冰糖具有和胃润肺、止咳化痰等功效，对肺热咳嗽、咳痰带血、阴虚久咳、咽喉肿痛等病症有食疗作用；南瓜搭配花生榨豆浆，具有健脾胃、促消化的作用，便秘伴消化不良、腹胀者可适量食用；小米能健脾、补气、生血，和南瓜搭配，能增强补中益气的功效，有助于改善食欲不佳、消化不良等脾胃不适症状。

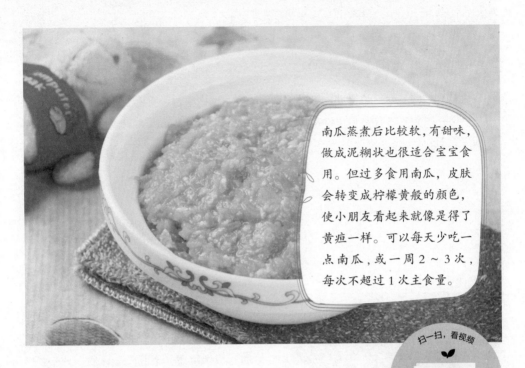

南瓜蒸煮后比较软，有甜味，做成泥糊状也很适合宝宝食用。但过多食用南瓜，皮肤会转变成柠檬黄般的颜色，使小朋友看起来就像是得了黄疸一样。可以每天少吃一点南瓜，或一周2～3次，每次不超过1次主食量。

扫一扫，看视频

 # 燕麦南瓜泥

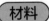

材料

南瓜 250 克，燕麦片 55 克。

调料

盐少许。

做法

1 南瓜去皮，洗净，切成片；燕麦片装入碗中，加入适量清水，浸泡一会儿。

2 蒸锅置于旺火上烧开，放入备好的南瓜，用中火蒸10分钟，取出。

3 取一个干净的玻璃碗，将南瓜倒入其中，加入适量盐，再加入燕麦片，搅拌1分钟至泥状。

4 取一个干净的碗，将做好的燕麦南瓜泥盛入碗中，待稍微放凉即可食用。

功效分析

　　南瓜含有多种氨基酸，能够促进婴幼儿大脑和骨骼的发育，还可以为宝宝补血，防止缺铁性贫血的出现。

排骨，指猪、牛、羊等动物剔肉后剩下的肋骨和脊椎骨，上面附有少量的肉可以食用，这里介绍的是猪排骨。猪排骨味道鲜美，也不会太过油腻，并且营养丰富，是孩子成长过程中的必需食材。

排骨

性味 性温，味甘、咸。

归经 归脾、胃经。

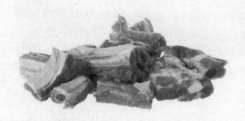

排骨除含蛋白质、脂肪、维生素外，还含有大量磷酸钙、骨胶原、骨黏蛋白等，可为幼儿提供钙质，增强孩子体质。孩子经常喝骨头汤，能及时补充人体所必需的骨胶原等物质，增强骨髓造血功能，有助于骨骼的生长发育。排骨还可提供人体生理活动必需的优质蛋白。

选购保存

用浸过醋的湿布将排骨包起来，可保鲜一昼夜；将排骨煮熟放入刚熬过的猪油里，可保存较长时间；将鲜排骨切块，骨面上涂上蜂蜜，用线穿起挂在通风处，可存放一段时间，肉味也更加鲜美；将鲜排骨切成块，油炸，可短期保存。

食物搭配

排骨味道鲜美，也不会太过油腻，适用于多种烹调方法和口味，是煲汤必备的食材。猴头菇搭配排骨具有补血养血、健胃益肾的功效，适合贫血、食欲不佳的宝宝食用。

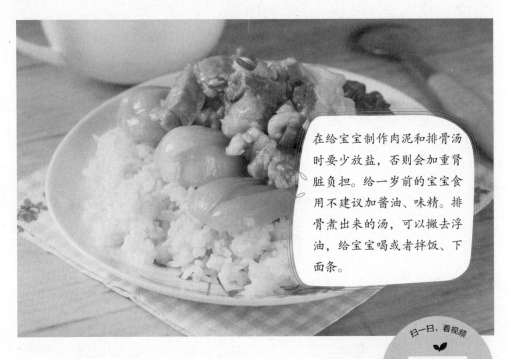

在给宝宝制作肉泥和排骨汤时要少放盐，否则会加重肾脏负担。给一岁前的宝宝食用不建议加酱油、味精。排骨煮出来的汤，可以撇去浮油，给宝宝喝或者拌饭、下面条。

 清蒸排骨饭

扫一扫，看视频

材料

米饭 170 克，排骨段 150 克，油菜 70 克，蒜末、葱花各少许。

调料

盐 3 克，鸡粉 3 克，生抽、料酒、淀粉、香油、食用油各适量。

做法

1 洗净的油菜对半切开，放入沸水锅中焯水后捞出，待用。

2 洗好的排骨段加盐、鸡粉、生抽、蒜末、料酒、淀粉、香油拌匀，装入蒸盘，腌渍。

3 蒸锅上火烧开，放入蒸盘，用中火蒸约15分钟，取出蒸盘，放凉待用。

4 米饭装入盘中，摆上焯熟的油菜，放入蒸好的排骨，点缀上葱花即可。

功效分析

　　排骨含有蛋白质、维生素、磷酸钙、骨胶原、骨黏蛋白等营养成分，具有增强免疫力、补钙增高等功效。

鲤鱼味道绝佳，适用于多种烹调方法和口味，是中国人餐桌上的美食之一。鲤鱼的脂肪多为不饱和脂肪酸，能很好地降低胆固醇，而且是高蛋白、低脂肪的常见鱼类，富含钾和磷，可作为减肥时的营养来源。

鲤鱼

性味 味甘，性平。

归经 归脾、肾、胃、胆经。

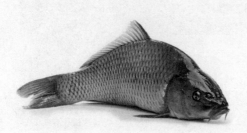

鲤鱼富含多种维生素、矿物质、组织蛋白酶B、组织蛋白酶L、谷氨酸、甘氨酸、组氨酸等成分。锌与人体的生长发育、新陈代谢有着密不可分的关系，鲤鱼含锌量充足，经常食用可防治锌缺乏所致的疾病。鲤鱼含有不饱和脂肪酸，有促进小儿大脑发育的作用，还能很好地预防小儿肥胖。

选购保存

鲤鱼体呈纺锤形、青黄色，最好的鱼游在水的下层，呼吸时鳃盖起伏均匀。在鲤鱼的鼻孔滴一两滴白酒，然后把鱼放在通气的篮子里，上面盖一层湿布，可存活两三天。

食物搭配

冬瓜能有效地抑制糖类转化为脂肪，加之冬瓜本身不含脂肪，与鲤鱼同食，可以帮助形体健美；黑豆可有效增强食欲，搭配鲤鱼煲汤饮用，对预防冬季发胖效果不错。

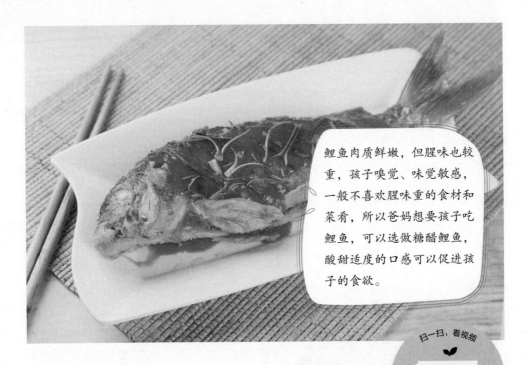

鲤鱼肉质鲜嫩，但腥味也较重，孩子嗅觉、味觉敏感，一般不喜欢腥味重的食材和菜肴，所以爸妈想要孩子吃鲤鱼，可以选做糖醋鲤鱼，酸甜适度的口感可以促进孩子的食欲。

 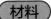

糖醋鲤鱼

扫一扫，看视频

材料

鲤鱼一条（约550克），蒜末、葱丝少许。

调料

盐2克，白糖6克，白醋10毫升，番茄酱、水淀粉、淀粉、食用油各适量。

做法

1. 备好的鲤鱼洗净，再将洗净的鲤鱼两面切上花刀，备用。
2. 将鲤鱼滚上淀粉，放到热油锅中，用小火炸至两面熟透，捞出待用。
3. 锅底留油，倒入蒜末，爆香；注水，加盐、白醋、白糖、番茄酱，拌匀。
4. 倒入适量水淀粉搅拌均匀，至汤汁浓稠，关火后盛出汤汁，浇在鱼身上，点缀上葱丝即可。

功效分析

　　醋与鲤鱼搭配，可为鱼肉提鲜。另外，醋可以开胃，能促进小儿唾液和胃液的分泌，帮助消化吸收，使其食欲旺盛，也可消食化积。

草莓又被称为洋莓果、红莓、蛇莓等，是多年生草本植物。现代医学研究认为，草莓对胃肠道和贫血均有一定的滋补调理作用。草莓含有丰富的维生素和矿物质，这些营养素对儿童的生长发育有很好的促进作用，对老年人的健康亦很有益。

草莓

性味 性凉，味甘、微酸。

归经 归脾、胃经。

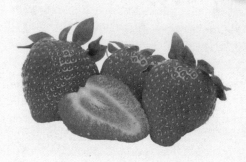

草莓含果糖、蔗糖、蛋白质、柠檬酸、苹果酸、水杨酸、钙、磷、铁、钾、锌、铬、维生素C、维生素E等。草莓中维生素C的含量比葡萄、苹果高10倍。儿童食用草莓，有助于骨胶原物质的形成。若发育期的儿童缺乏维生素C，则会抑制儿童生长。草莓中含有天冬氨酸，对儿童肥胖具有一定的预防作用。草莓含有大量果胶及纤维素，可促进胃肠蠕动、帮助消化，使儿童摄入更充足的营养。

选购保存

挑选草莓的时候应该尽量挑选全果鲜红均匀、色泽鲜亮、有光泽的、无损伤及腐烂的为佳。草莓最好放在阴凉通风的地方，一般在常温下能够放两三天。如果放进冰箱里面，虽然在口味上可能会有所欠缺，但是能比常温下保存得更久一些。

食物搭配

土豆可以缓解胃痉挛，防治胃痛，与草莓搭配，可补益气血、促进消化，适宜消化不良、胃部不适的患者食用；酸奶与草莓搭配有促进胃液分泌、提高食欲、促进和加强消化的功效，可以维护肠道菌群生态平衡。

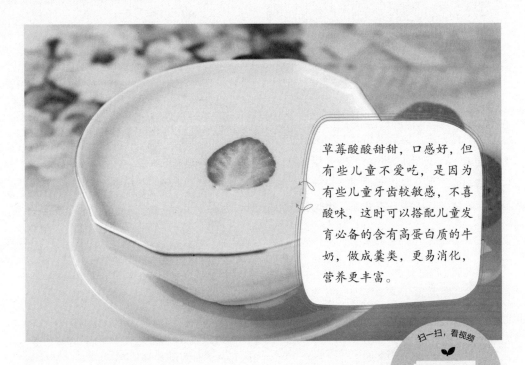

草莓酸酸甜甜，口感好，但有些儿童不爱吃，是因为有些儿童牙齿较敏感，不喜酸味，这时可以搭配儿童发育必备的含有高蛋白质的牛奶，做成羹类，更易消化，营养更丰富。

扫一扫，看视频

 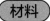 草莓牛奶羹

材料

草莓60克，牛奶120毫升。

做法

1. 洗净的草莓去蒂，对半切开，再切成丁，备用。
2. 取榨汁机，选择搅拌刀座组合，将切好的草莓倒入搅拌杯中。
3. 放入牛奶，再注入适量温开水，盖上盖。
4. 选择"榨汁"功能，榨取果汁，断电后倒出汁液，装入碗中即可。

功效分析

此道膳食中添加的牛奶是含钙极高的食物，且含有的维生素D及乳糖还能促进钙吸收，故对辅助儿童长高、促进消化等有益。

补充钙铁锌，吃出小小"智多星"

钙、铁和锌是人体必需的重要营养元素，对儿童的体格和智力发育都起着至关重要的作用。但是由于膳食不均衡，儿童缺乏钙、铁、锌的现象仍然较为普遍，如何为孩子补充钙、铁、锌自然也就成为家长们心头挥之不去的难题。钙、铁、锌的补充并非一蹴而就，妈妈们在做好打"持久战"准备的同时，对其最终"收益"如何，心里难免会有些没底。那么，如何补充才是健康、安全且有效的呢？让我们一起来了解关于儿童补钙、补铁、补锌的方方面面，明明白白为孩子补足营养吧！

猪肉

性味 性微寒，味甘、咸。

归经 归脾、胃、肾经。

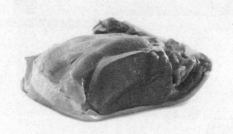

猪肉含蛋白质、脂肪、糖类、胆固醇、维生素A、B族维生素、维生素C、维生素E、钙、铁、锌、磷等。猪肉除含有较多促进儿童生长的蛋白质和维生素外，还含有较多的维生素D，能促进机体对钙、磷的吸收，有助于儿童的骨骼生长。猪肉可为机体提供优质蛋白质和必需的脂肪酸，能促进儿童的大脑发育。

选购保存

新鲜猪肉的肉质有光泽、红色均匀，用手指按压后凹陷部分能立即恢复。买回的猪肉先用水洗净，然后分割成小块，装入保鲜袋，再放入冰箱保存。

食物搭配

中医认为，猪肉性微寒，味甘、咸，具有滋阴润燥的功效，对于肺燥咳嗽、干咳痰少、咽喉干痛有很好的食疗效果。海蜇具有清热解毒、化痰软坚、降压消肿等功效，与猪肉配伍食用，对支气管哮喘有很好的食疗作用；竹笋具有清热消痰、利膈爽胃、消渴益气等功效，与猪肉同食，可清热化痰、解渴益气。

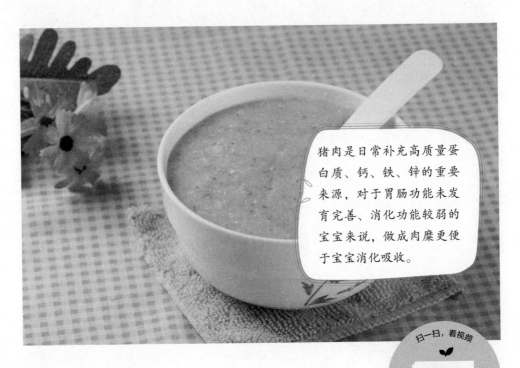

猪肉是日常补充高质量蛋白质、钙、铁、锌的重要来源，对于胃肠功能未发育完善、消化功能较弱的宝宝来说，做成肉糜更便于宝宝消化吸收。

扫一扫，看视频

 肉糜粥

材料

猪瘦肉 600 克，小白菜 45 克，大米 65 克。

调料

盐 2 克。

做法

1 小白菜洗净切段；猪瘦肉洗净切片，剁成泥状，加水调匀，备用。

2 选择干磨刀座组合，将大米放入杯中，磨成米碎，盛入碗中，加水调匀制成米浆备用。

3 选择搅拌刀座组合，把小白菜放入杯中，加水，榨取小白菜汁，盛出备用。

4 锅置火上，倒入小白菜汁煮沸，加入肉泥、米浆，煮成米糊，加盐搅拌入味，关火后盛出即可。

功效分析

猪瘦肉含有丰富的蛋白质、钙、锌、铁等成分，各种体质的宝宝都可以吃，更适合体弱的宝宝补充钙、铁、锌。

豌豆又被称为麦豆、雪豆等，与一般蔬菜有所不同，它所含的赤霉素、植物凝集素等物质，具有抗菌消炎、增强新陈代谢的功能。豌豆中还含有较为丰富的膳食纤维，可以防止便秘，有清肠作用。豌豆中的优质蛋白质可以提高机体的抗病能力。

豌豆

性味 性平，味甘。

归经 归脾、胃经。

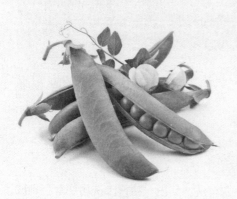

豌豆含有蛋白质、脂肪、糖类、叶酸、膳食纤维、B族维生素、维生素C、维生素E、钙、磷等。豌豆富含粗纤维，能促进大肠蠕动，保持大便畅通，起到清洁大肠的作用，对维持儿童的胃肠道健康有益。此外，豌豆中还含有赤霉素和植物凝素，对增强孩子的新陈代谢有作用；豌豆含有丰富的维生素A原，维生素A原在体内可转化为维生素A，对孩子皮肤有保护作用。

选购保存

买的生的青豌豆，不要洗，直接放冰箱冷藏；如果是剥出来的豌豆，就适于冷冻。另外，青豌豆最好在一个月内吃完。

食物搭配

玉米和豌豆中的纤维素，不但能刺激肠胃蠕动，防止便秘，还可以促进胆固醇的代谢，加速肠内毒素的排出；瘦肉可以刺激人体胃液分泌，与豌豆配伍，不仅能增进食欲，还可清肠通便；胡萝卜与豌豆搭配，具有增强免疫力、健脾和胃、润肠道、益肝明目等功效。

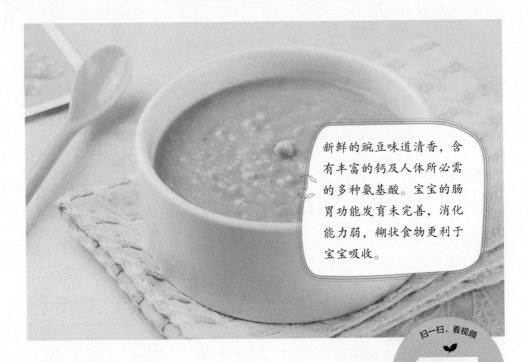

新鲜的豌豆味道清香，含有丰富的钙及人体所必需的多种氨基酸。宝宝的肠胃功能发育未完善，消化能力弱，糊状食物更利于宝宝吸收。

扫一扫，看视频

 豌豆糊

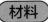 **材料**

豌豆 120 克，鸡汤 200 毫升。

调料

盐少许。

做法

1. 汤锅中注入适量清水，倒入洗好的豌豆，大火烧开后用小火煮15分钟至熟，捞出备用。
2. 取榨汁机，选搅拌刀座组合，倒入豌豆和100毫升鸡汤，选择"搅拌"功能榨取豌豆鸡汤汁，倒入碗中，待用。
3. 剩余的鸡汤倒入汤锅中，加入豌豆鸡汤汁，用锅勺搅散，用小火煮沸。
4. 放入少许盐快速搅匀调味，最后将煮好的豌豆糊装入碗中即可。

功效分析

　　豌豆含有丰富的钙、蛋白质及人体所必需的多种氨基酸，对宝宝的生长发育大有益处。婴儿从6个月开始长乳牙，骨骼也在发育，这时必须供给充足的钙质，因此要适量地给孩子喂食含钙的食物。

猪肝含有丰富的铁、磷，是造血不可缺少的原料，有利于血红蛋白的产生，因此素有"补铁之王"之称。猪肝中含有丰富的维生素A，有明目的作用，可用于治疗血虚萎黄、夜盲、目赤、水肿、脚气等病症。

猪肝

性味 性温，味甘、苦。

归经 归脾、胃、肝经。

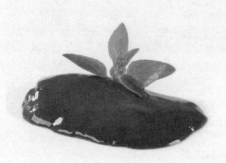

猪肝含有蛋白质、脂肪、维生素A、B族维生素、维生素C以及微量元素等多种营养素。猪肝的含锌量是内脏食物中较多的，与卵磷脂协调作用，不仅可以保护小儿视力，还能促进小儿的生长发育。此外，猪肝中含有一般肉类食品中缺乏的维生素C和微量元素硒，能提高小儿机体的免疫力。

选购保存

新鲜的猪肝呈褐色或紫色，用手按压坚实有弹性，无腥臭异味。切好的猪肝一时吃不完，可用豆油将其涂抹均匀，然后放入冰箱内，可延长保鲜期。

食物搭配

菠菜含有丰富的铁质，搭配猪肝，有助于血红蛋白的合成；西红柿味甘、酸，性微寒，能凉血平肝，和猪肝合用，能养肝明目。另外，因为猪肝是猪体内最大的解毒器官，各种有毒的代谢产物和混入食料中的某些有毒物质，如农药等，都会聚集在肝脏中，所以在食用猪肝前要先去毒。

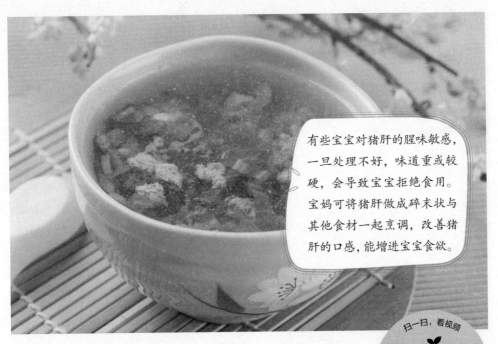

有些宝宝对猪肝的腥味敏感，一旦处理不好，味道重或较硬，会导致宝宝拒绝食用。宝妈可将猪肝做成碎末状与其他食材一起烹调，改善猪肝的口感，能增进宝宝食欲。

扫一扫，看视频

 青菜猪肝末

材料

猪肝 80 克，芥菜叶 60 克。

调料

盐少许。

做法

1 备好的芥菜叶，洗干净后煮熟，取出放凉，剁碎。

2 备好的猪肝，清洗干净，剁成末，备用。

3 汤锅中注水烧开，放入芥菜叶，再倒入切好的猪肝，用大火煮沸。

4 锅中加入适量盐，用锅勺搅拌均匀，盛入碗中即可食用。

功效分析

　　猪肝富含维生素 A、铁、锌、铜、维生素 D 等成分，儿童常食不仅有利于长骨细胞的发育，还可促进红细胞新陈代谢。维生素 D 有助于钙的充分吸收，还能增强儿童免疫力。

大白菜甜味较淡，热量也较低，能提供钙质吸收所需的成分。大白菜本身所含热量极少，不易引起热量储存，其中含有的纤维素可增强肠胃的蠕动，帮助消化和排泄，肥胖者多吃有助于减肥。

大白菜

性味 性平，味甘。

归经 归胃经。

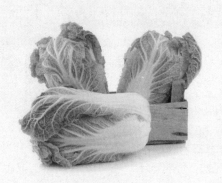

大白菜中的膳食纤维能促进胃肠蠕动、帮助消化，防止儿童大便干燥，有保持大便通畅的功效。重要的是大白菜中的维生素C和钙，能为小儿骨骼发育提供原材料，使骨骼钙化。大白菜含蛋白质、粗纤维、多种维生素等营养成分，含锌量也较多，能防止幼儿因缺锌而引起的食欲不佳、生长发育迟缓等，适合小儿常食。

选购保存

挑选包得紧实、新鲜、无虫害的大白菜为宜。冬天可用无毒塑料袋保存；如果温度在0℃以上，可在大白菜叶上套上塑料袋，口不用扎，根朝下戳在地上即可。

食物搭配

大白菜中的钾能将盐分排出体外，竹笋开胃健脾、润肠通便，是天然的低热量食品，二者搭配对小儿肥胖者是个不错的选择；土豆的维生素C含量非常多，能提高人体免疫力，土豆炖大白菜是一道极为家常的素菜，味道清淡，营养丰富；豆腐为补益清热养生食品，常食可补中益气、清热润燥、生津止渴，与大白菜配伍食用，有益气、清热、利尿的作用。

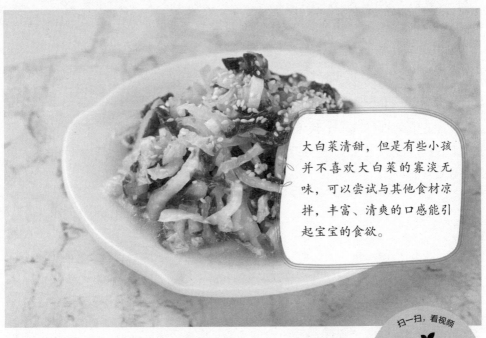

大白菜清甜，但是有些小孩并不喜欢大白菜的寡淡无味，可以尝试与其他食材凉拌，丰富、清爽的口感能引起宝宝的食欲。

扫一扫，看视频

 # 紫菜凉拌白菜心

材料

大白菜 200 克，水发紫菜 70 克，熟芝麻 10 克，蒜末、姜末、葱花各少许。

调料

盐 3 克，白糖 3 克，陈醋 5 毫升，芝麻油 2 毫升，鸡粉、食用油各适量。

做法

1. 取备好的大白菜，清洗干净，再将洗净的大白菜切成丝，备用。
2. 用油起锅，倒入蒜末、姜末，爆香，盛出待用。
3. 锅中注水烧开，放入少许盐，拌匀，再放入备好的大白菜丝、紫菜，煮至沸，捞出，装入碗中。
4. 碗中倒入炒好的蒜末、姜末，放盐、鸡粉、陈醋、白糖、芝麻油、葱花，拌匀入味，再撒上熟芝麻即可。

功效分析

　　紫菜的铁和维生素B_{12}含量较高，能提供造血所必需的原料，防治儿童缺铁性贫血。大白菜含锌量也较多，能防止幼儿因缺锌而引起的食欲不佳、生长发育迟缓等，故此道膳食对幼儿的大脑发育、强身健体有益。

开胃消食餐，让宝宝不挑食、不偏食

有许多宝宝不肯吃饭，变得面黄肌瘦，不仅影响生长发育，还使免疫力下降，让爸妈担忧不已。其原因多与喂养不当有关，如饭前吃零食、吃饭不定时、生活无规律，以及家长缺乏正确的喂养知识，片面追求高营养的滋补食物。长此以往，不仅加重了孩子的胃肠负担，也影响了脾胃正常的运化能力。这时要调整饮食结构，使用开胃消食的食材，恢复宝宝食欲。

苹果

性味 性凉，味甘、酸。

归经 归脾、胃、心经。

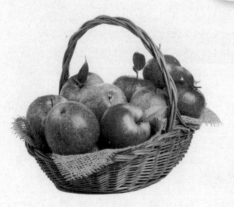

苹果含有丰富的果胶、蛋白质、微量元素、维生素、膳食纤维、苹果酸、酒石酸等营养元素。苹果中的纤维对儿童的生长发育有益，有利于儿童的身体健康。苹果中的锌对儿童的记忆有益，能增强儿童的记忆力。未经加热的生果胶可软化大便，与膳食纤维共同起到通便作用，对预防宝宝便秘有助益。

选购保存

挑选时应挑个头适中、果皮光洁、颜色艳丽的。苹果放在阴凉处可以保持7~10天，如果装入塑料袋放入冰箱可以保存更长时间。

食物搭配

苹果是一种水分、纤维素、钾含量都较高的水果，可缓解便秘、消除水肿，与香蕉同食，可降脂减肥、排毒通便；西芹中含有丰富的膳食纤维，有较强的清肠作用，能吸走肠内水分和杂质，搭配苹果食用，效果更佳。

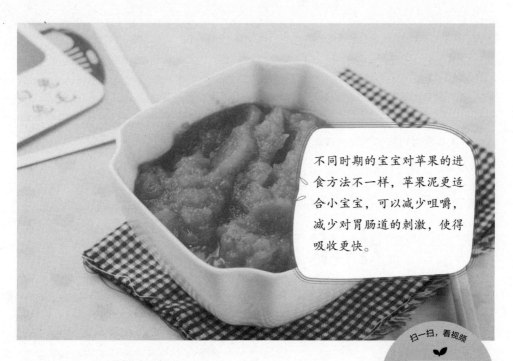

不同时期的宝宝对苹果的进食方法不一样，苹果泥更适合小宝宝，可以减少咀嚼，减少对胃肠道的刺激，使得吸收更快。

扫一扫，看视频

 # 苹果胡萝卜泥

材料

苹果 90 克，胡萝卜 120 克。

调料

白糖 10 克。

做法

1 去皮洗净的苹果切成瓣，去核，再改切成小块，待用。

2 洗好的胡萝卜对半切开，先切成条状，再改切成丁，备用。

3 切好的苹果块、胡萝卜丁分别装入盘中，用中火蒸15分钟至熟，取出。

4 取榨汁机，选择搅拌刀座组合，杯中放入备好的胡萝卜、苹果、白糖，搅成果蔬泥，倒入碗中即可。

功效分析

苹果富含矿物质和维生素，是宝宝补充营养物质的来源之一。幼儿容易出现缺铁性贫血，常吃苹果对贫血有较好的防治作用。

小米具有健脾和胃、补益虚损、和中益肾、利尿解毒的功效，可主治脾胃虚热、反胃呕吐、消渴、泄泻等病症，并能很好地调理病患的食欲，提供充足的热量，更好地维持机体基本生理功能对热量的需要。

小米

性味 性凉，味甘、咸。陈者性寒，味苦。

归经 归脾、肾、胃经。

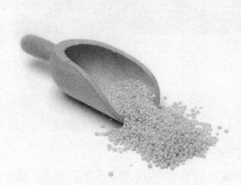

小米含淀粉、蛋白质、脂肪、钙、磷、铁、钾、B族维生素、胡萝卜素、维生素E等。小米含有的铁非常适合儿童吸收，能促进体内红细胞的形成和成熟，有较好的滋阴养血的作用。小米中的淀粉在体内能转化为葡萄糖，为儿童发育提供能量。小米中的B族维生素，具有防止反胃、呕吐、消化不良及口角生疮的作用，有利于儿童对营养素的吸收。

选购保存

购买小米应首选正规商场和较大的超市。宜购买米粒大小、颜色均匀，无虫、无杂质的小米。贮存于低温、干燥、避光处。

食物搭配

南瓜含有果胶、维生素等成分，和补中益气的小米搭配，对胃肠具有良好的保健作用；小米和红糖搭配，补虚补血的功效大大增强，尤其适合气血不足、脾胃虚寒的宝宝食用；小米搭配牛奶煲粥，具有益气活血、养心安神的作用，消化不良、夜啼的患儿可适当食用。

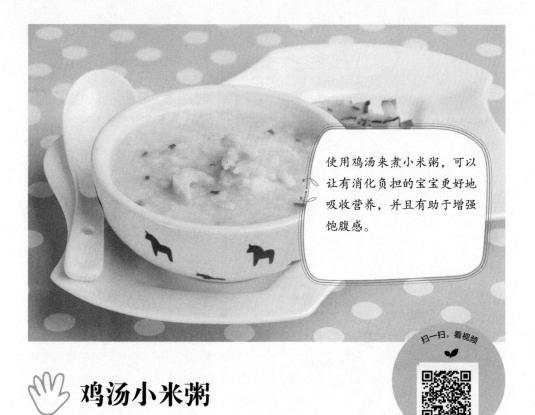

使用鸡汤来煮小米粥，可以让有消化负担的宝宝更好地吸收营养，并且有助于增强饱腹感。

扫一扫，看视频

鸡汤小米粥

材料

水发大米 100 克，水发小米 50 克，姜丝、葱花各少许，鸡胸肉 200 克，鸡汤 300 毫升。

调料

盐 3 克，鸡粉 2 克，淀粉 2 克，胡椒粉 1 克，食用油适量。

做法

1 洗净的鸡胸肉切丝，放入盐、鸡粉、姜丝、淀粉、食用油，拌匀，腌渍10分钟至其入味，备用。

2 砂锅中注入适量清水烧开，倒入大米，拌匀，盖上盖，烧开后用小火煮15分钟。

3 揭盖，倒入鸡汤，放入洗好的小米，拌匀，盖上盖，用小火再煮20分钟。

4 揭盖，放入鸡肉丝，拌匀，煮5分钟，加盐、鸡粉、胡椒粉、葱花，拌匀，装入碗中即可。

功效分析

小米含有维生素D、维生素B_{12}、钙等营养成分，可保证孩子摄入充足的营养，防止小儿发育迟缓。

生莲藕能清热生津、凉血止血，熟莲藕有补益脾胃、益血生肌的作用。中医认为，吃藕能起到养阴清热、润燥止渴、清心安神的功效，对肺结核、肺热咳嗽等病症有一定的疗效。

莲藕

性味　性寒，味甘。

归经　归心、肝、脾、胃经。

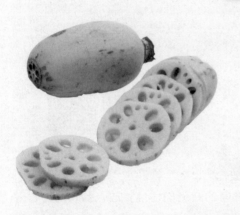

莲藕含有20%的糖类物质和丰富的钙、磷、铁及多种维生素，其中维生素C和纤维素的含量特别多，还含有烟酸、单宁酸等。莲藕中含有的黏液蛋白、膳食纤维和鞣质，能增进食欲、促进消化等，还能与人体内胆盐、食物中的胆固醇及三酰甘油结合，使其从粪便中排出，从而减少脂类的吸收，预防儿童肥胖。

选购保存

挑选时以外形饱满、藕节粗短、通气孔大、外表无伤痕的为佳。保存时用清水把沾在藕上的泥洗净，选择大小适当的容器，把藕放进去后加清水，以把藕全部浸入水中为宜，每隔1~2天换一次凉水，可保鲜1~2个月。

大块的莲藕比较硬，对宝宝来说吃得较费劲，可以试着切成小块，搭配其他食材做成粥，更易于宝宝消化吸收。

食物搭配

马齿苋具有清热解毒、消肿止痛的功效，与莲藕搭配食用，可清热解毒、凉血止咳；菠萝含有多种维生素和蛋白酶，可分解食物中的蛋白质，促进肠道蠕动，预防脂肪沉积，搭配莲藕食用，效果更佳。

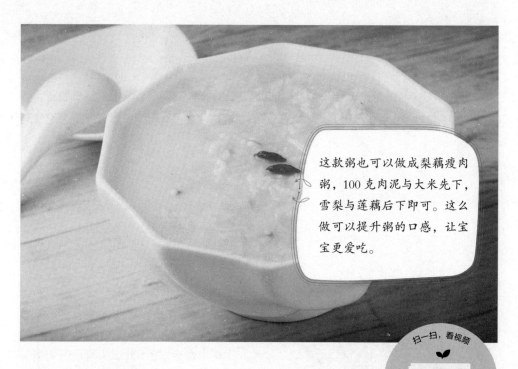

这款粥也可以做成梨藕瘦肉粥，100克肉泥与大米先下，雪梨与莲藕后下即可。这么做可以提升粥的口感，让宝宝更爱吃。

扫一扫，看视频

 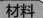 **梨藕粥**

材料

水发大米 150 克，雪梨 100 克，莲藕 95 克，水发薏米 80 克，枸杞子适量。

做法

1 洗净去皮的莲藕切成丁，备用。

2 洗好去皮的雪梨去核，切小块。

3 砂锅中注水烧开，倒入洗净的大米、薏米，拌匀，煮沸后用小火煮约30分钟，至米粒变软。

4 倒入莲藕、雪梨，拌匀，用小火续煮15分钟，轻轻搅拌一会儿。

5 把粥装入碗中，撒上枸杞子即成。

功效分析

　　梨含有碘，碘能维持细胞组织的健康状态，促使血液将更多的钙质运送到骨骼，促进宝宝骨骼生长。莲藕含有的黏液蛋白和丰富的膳食纤维能促进宝宝消化，减轻胃肠负担。

香蕉含有多种微量元素和维生素，可以帮助人体清理肠胃、治便秘、降低血压、防失眠，并有清热润肺、止烦渴、填精髓、解酒毒等功效。民间有用香蕉炖冰糖医治久咳的验方。

香蕉

性味 性寒，味甘。

归经 归脾、胃、大肠经。

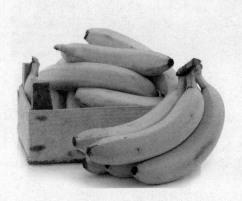

香蕉含有蛋白质、果胶、钙、磷、铁、胡萝卜素、B族维生素、维生素C、粗纤维。香蕉中含丰富的B族维生素，例如维生素B_1可促进宝宝的食欲，帮助宝宝消化；维生素B_2能促进宝宝的生长和发育，对宝宝的骨骼和牙齿好，帮助宝宝提高吸收钙的能力，促进宝宝智力发育。香蕉中所含的果胶可以促进肠蠕动，使排便顺畅。

选购保存

果皮颜色黄黑泛红、稍带黑斑、表皮有皱纹的香蕉风味最佳。手捏后有软熟感的香蕉一定是甜的。香蕉买回来后，最好用绳子穿起来，挂在通风处。

食物搭配

苹果是一种糖类、水分、纤维素、钾含量都较高的水果，可缓解便秘、消除水肿，与香蕉同食，可排毒通便；桃子具有消肿利尿、润燥生津的功效，与香蕉搭配食用，可润喉止渴、促进食欲；木瓜含有较多的果胶，有润滑肠道的作用，与香蕉同食，可促进肠胃蠕动。

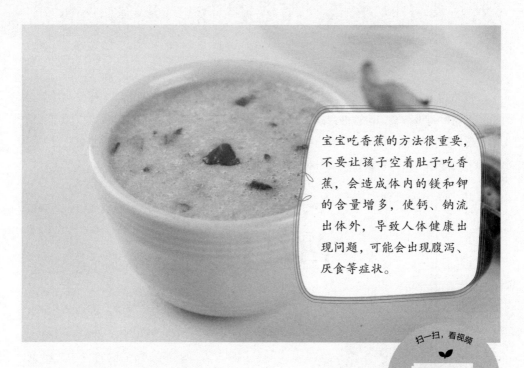

宝宝吃香蕉的方法很重要，不要让孩子空着肚子吃香蕉，会造成体内的镁和钾的含量增多，使钙、钠流出体外，导致人体健康出现问题，可能会出现腹泻、厌食等症状。

扫一扫，看视频

 香蕉葡萄汁

材料

香蕉 150 克，葡萄 120 克。

做法

1. 取备好的香蕉，把香蕉去皮，再把香蕉果肉切成小块，备用。
2. 取榨汁机，选择搅拌刀座组合，将洗好的葡萄倒入搅拌杯中。
3. 再加入切好的香蕉，倒入适量纯净水。
4. 盖上盖，选择"榨汁"功能，榨取果汁，再将果汁倒入杯中即可。

功效分析

香蕉含有膳食纤维、维生素C、糖等营养成分，可促进新陈代谢、开胃消食，适合儿童食用。

保护视力从小抓，和近视眼说再见

　　视觉是人类最重要、最复杂的感官，对孩子的视觉保护应从婴幼儿开始，年龄越小，视觉发育越敏感，可塑性也越大，应注意各年龄段眼部的特殊性及保健。除了教会孩子良好的卫生习惯和用眼习惯之外，在快速发育成长时期也需要大量护眼食物维持眼睛的发育需要。以下为家长推荐一些护眼食材和菜肴。

西红柿

性味	性微寒，味甘、酸。
归经	归肝、脾、胃经。

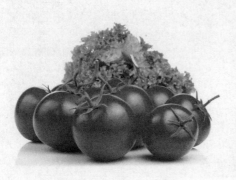

　　西红柿营养丰富，含有丰富的胡萝卜素、维生素C和B族维生素、番茄碱及钙、镁、钾、钠、磷、铁等矿物质，不仅能够促进食欲，还能保护孩子的视力。西红柿所含的胡萝卜素可保护皮肤弹性，促进骨骼钙化；维生素C有抗氧化作用，可改善宝宝机体对铁、钙和叶酸的吸收，增强免疫力。其含有的苹果酸和柠檬酸，不仅可以保护维生素C不受损，还有助于宝宝胃液对脂肪及蛋白质的消化。

选购保存

　　以个大、饱满、色红成熟、紧实者为佳。常温下置通风处能保存3天左右，放入冰箱冷藏可保存5～7天。

食物搭配

　　土豆含有淀粉、蛋白质、粗纤维等成分，与西红柿配伍，具有润肠通便、增强免疫力、加速代谢等功效；面条可补钙、健胃，西红柿可促进食欲，二者配伍，能健脾胃，对肠胃不适的宝宝有较好的食疗作用；豆芽水分高，热量低，与西红柿搭配食用，具有健胃消食、清热解毒等功效。

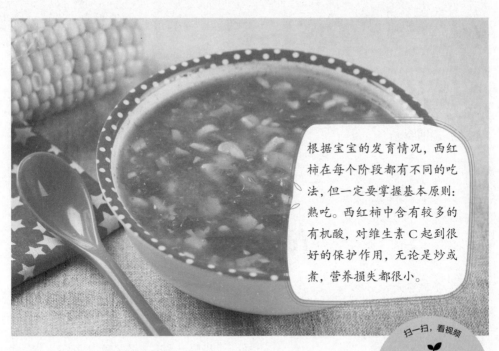

根据宝宝的发育情况，西红柿在每个阶段都有不同的吃法，但一定要掌握基本原则：熟吃。西红柿中含有较多的有机酸，对维生素C起到很好的保护作用，无论是炒或煮，营养损失都很小。

扫一扫，看视频

 # 鲜菇西红柿汤

材料

玉米粒 60 克，青豆 55 克，西红柿 90 克，平菇 50 克，高汤 200 毫升。

调料

姜末少许，水淀粉 3 毫升，盐 2 克，食用油适量。

做法

1 洗净的平菇切成丝，再切成粒；洗好的西红柿去皮，对半切开，切成片，再切成丁。

2 用油起锅，倒入姜末，爆香。

3 倒入切好的平菇丝、青豆、玉米粒，翻炒均匀。

4 倒入适量高汤，放入适量盐，盖上盖子，用小火煮4分钟至食材熟透。

5 揭盖，倒入西红柿丁，拌匀煮沸，倒入适量水淀粉，把锅中的食材拌匀，煮片刻即可。

功效分析

西红柿富含胡萝卜素、维生素B$_1$、维生素C及多种矿物质，还含有蛋白质、糖类、有机酸、纤维素，幼儿食用有开胃助消化、润肠通便的作用。

胡萝卜是一种质脆味美、营养丰富的家常蔬菜。胡萝卜含有丰富的植物纤维，吸水性强，在肠道中体积容易膨胀，是肠道中的"充盈物质"，可加强肠道的蠕动，从而利膈宽肠、通便防癌。

胡萝卜

性味 性平，味甘、辛。

归经 归肝、脾、肺经。

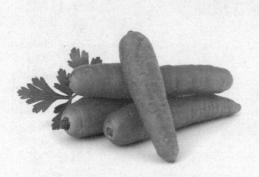

胡萝卜富含糖类、脂肪、挥发油、胡萝卜素、B族维生素、花青素、钙、铁等营养成分。胡萝卜含丰富的胡萝卜素，在体内可转变成维生素A，对促进婴幼儿的生长发育及维持正常视觉功能具有十分重要的作用；维生素A可提高免疫功能，防止呼吸道、泌尿系统感染，促进小儿生长发育。胡萝卜中含有的膳食纤维，能够增加肠胃的蠕动，帮助宝宝预防便秘。

选购保存

要选根粗大、心细小，质地脆嫩、外形完整的胡萝卜，表面光泽、感觉沉重的为佳。可将胡萝卜加热，放凉后用容器保存，冷藏可保鲜5天，冷冻可保鲜2个月左右。

食物搭配

胡萝卜搭配蜂蜜榨汁，具有润肠通便的作用，排便费力或排出不畅者可适量食用；胡萝卜搭配粳米煮粥，具有健脾开胃、补中益气的作用，便秘伴消化不良者可适量食用；胡萝卜富含胡萝卜素，具有养肺、清肺的功能，与西蓝花搭配食用，可预防呼吸道疾病。

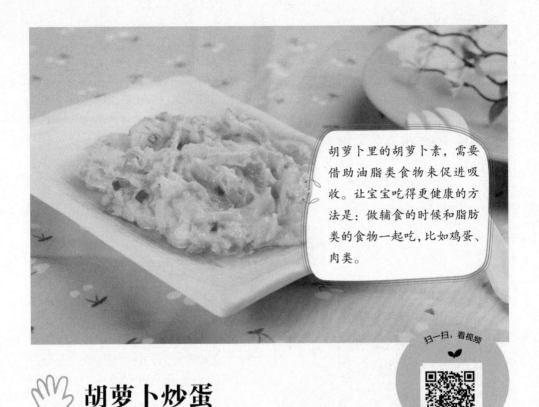

胡萝卜里的胡萝卜素，需要借助油脂类食物来促进吸收。让宝宝吃得更健康的方法是：做辅食的时候和脂肪类的食物一起吃，比如鸡蛋、肉类。

扫一扫，看视频

胡萝卜炒蛋

材料

胡萝卜100克，鸡蛋2个，葱花少许。

调料

盐4克，鸡粉2克，水淀粉、食用油各适量。

做法

1 取备好的胡萝卜，去皮洗净，切成粒。
2 备好的鸡蛋打入碗中，用筷子打散成蛋液，备用。
3 胡萝卜粒焯水，捞出，倒入蛋液中，加盐、鸡粉、水淀粉、葱花，搅拌匀。
4 用油起锅，倒入调好的蛋液搅拌，翻炒至成型，盛出装盘即可。

功效分析

　　人体缺乏维生素A，会影响暗适应能力，如儿童发育不良、眼干燥症、夜盲症等。胡萝卜含有丰富的类胡萝卜素，适当食用胡萝卜对保护眼睛有好处。

古医学典籍将核桃仁列为久服轻身益气、延年益寿的上品。核桃营养丰富，被誉为"长寿果"。其味甘、涩，性温，益肺平喘，对肺气肿有一定的食疗功效。核桃仁能润肌肤、乌须发，并有润肺强肾、降低血脂的功效，长期食用还对癌症具有一定的预防作用。

核桃仁

性味 性温，味甘、涩。

归经 归肺、肾、肝经。

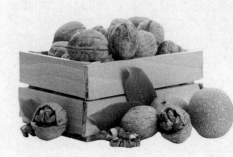

核桃仁含有丰富的营养素，每百克含蛋白质15～20克，脂肪较多，糖类10克，并含有人体必需的钾、钠、钙、铁、磷等多种矿物质，以及胡萝卜素、维生素B_2等多种维生素。核桃仁的含锌量较丰富，除了能够满足每日所需、维持小儿的新陈代谢外，还能对大脑的智力发育起到补益作用。核桃油中油酸、亚油酸等不饱和脂肪酸的含量高于橄榄油，饱和脂肪酸含量极微，是预防肥胖儿童患动脉硬化、冠心病的优质食用油。

选购保存

应选个大、外形圆整、干燥、壳薄、色泽白净、表面光洁、壳纹浅而少的核桃。带壳核桃风干后较易保存，核桃仁要用有盖的容器密封装好，放在阴凉、干燥处，避免潮湿。

食物搭配

花生有健脾益气的作用，和核桃仁搭配，能滋补肝肾、强身健体、补血益智，适合体虚、气血不足的肾病患者食用；韭菜具有补肾温阳的功效，和核桃仁同食，不仅能缓解体虚乏力的症状，也能改善脾胃虚寒、手足肢冷等症状。

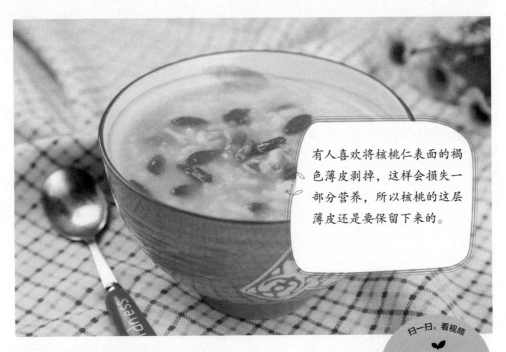

有人喜欢将核桃仁表面的褐色薄皮剥掉，这样会损失一部分营养，所以核桃的这层薄皮还是要保留下来的。

扫一扫，看视频

 # 核桃枸杞子粥

材料

核桃仁 30 克，枸杞子 8 克，水发大米 150 克。

调料

红糖 20 克。

做法

1. 锅中注入适量清水，用大火烧开，倒入洗净的大米、核桃仁。
2. 盖上盖，用小火煮约30分钟至食材熟软。
3. 揭开盖，放入洗净的枸杞子，搅拌匀，煮10分钟至食材熟透。
4. 放入红糖搅拌匀，煮至溶化，关火后盛出煮好的粥，装入碗中即可。

功效分析

核桃仁含有蛋白质、脂肪、B族维生素、维生素E、钙、磷、铁等营养成分，具有健脑、增强记忆力、润肺补肾及清肝明目等功效。

玉米具有开胃益智、宁心活血、调理中气、延缓衰老、增强记忆力等功效，对于水肿、脚气病、排尿不利、高血压、冠心病、动脉粥样硬化、腹泻等患者有较好的食疗功效。煮玉米的水具有利尿作用，尤其是对水肿型肥胖的患者非常有帮助，可以有效消除水肿，防止发胖。

玉米

性味	性平，味甘。
归经	归胃、大肠经。

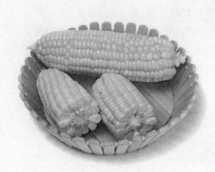

玉米营养成分比较全面，含有蛋白质、脂肪、糖类、钙、磷、铁、胡萝卜素、B族维生素、维生素E等营养元素。玉米中含有一种叫谷氨酸的物质，可以促进大脑的智力发育。且玉米中除了谷氨酸，还富含大量的维生素和脂肪酸等有益于宝宝生长发育的营养物质，在促进大脑智力发育的同时，起到健脑功能。玉米含有大量的膳食纤维，可以刺激胃肠蠕动、加速粪便排泄，可帮助宝宝防治便秘。

选购保存

玉米以整齐、饱满、无隙缝、色泽金黄、表面光亮者为佳。保存玉米需将外皮及毛须去除，洗净后擦干，用保鲜膜包起来放入冰箱中冷藏。

食物搭配

苦瓜含有蛋白酶、胡萝卜素、维生素等营养成分，具有清热解毒、润肠通便的功效，与玉米同食，效果更佳；豆腐中的大豆异黄酮对调理内分泌很有帮助，适宜与玉米搭配食用，可为肥胖症患儿补充蛋白质。

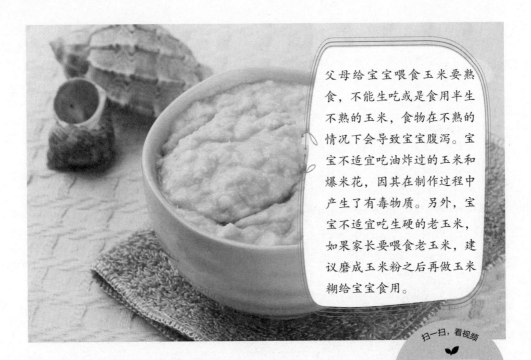

父母给宝宝喂食玉米要熟食,不能生吃或是食用半生不熟的玉米,食物在不熟的情况下会导致宝宝腹泻。宝宝不适宜吃油炸过的玉米和爆米花,因其在制作过程中产生了有毒物质。另外,宝宝不适宜吃生硬的老玉米,如果家长要喂食老玉米,建议磨成玉米粉之后再做玉米糊给宝宝食用。

扫一扫,看视频

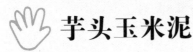 芋头玉米泥

材料

香芋 150 克,鲜玉米粒 100 克,配方奶粉 15 克。

调料

白糖 4 克。

做法

1 洗净的香芋去皮切片。把切好的香芋片、玉米粒放入烧开的蒸锅中蒸熟,取出。

2 放凉的熟香芋用刀压成泥,装入碗中备用。

3 取榨汁机,选搅拌刀座组合,把玉米粒倒入杯中,加入奶粉,选择"搅拌"功能,打成泥状,倒入碗中,备用。

4 汤锅中注水,倒入玉米泥、白糖搅拌片刻,煮沸,倒入香芋泥,煮成芋头玉米泥即成。

功效分析

　　玉米含有丰富的叶黄素和玉米黄质,能够保护眼睛,这两种物质凭借其强大的抗氧化作用,可以吸收进入眼球内的有害光线,保护视力。因此,在宝宝的辅食中适量添加一些玉米,对宝宝的健康成长尤为重要。

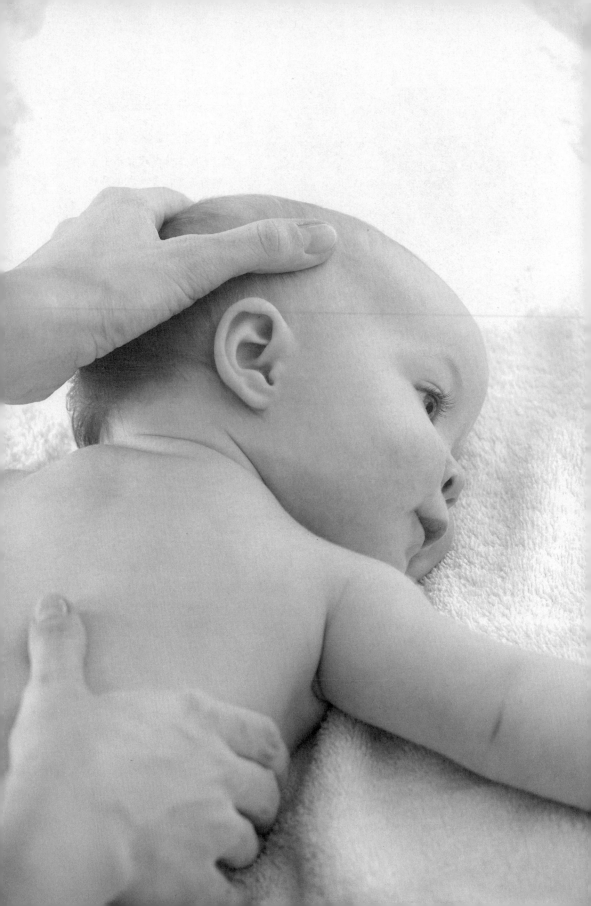

PART
04

经穴外调——
小技巧带给孩子好体质

　　小儿推拿是一种无针、无药、无创伤、无不良反应的物理疗法，只依靠双手在孩子的体表部位施行手法，即可达到防治疾病的目的。但父母在给孩子做按摩前，应先了解宝宝的身体发育状况，知道取穴方法等，以免弄巧成拙，不仅没能达到防病、治病的目的，反而耽误了孩子。

小儿推拿，不花钱的保健法

众所周知，由于孩子处于发育期，自身的防御系统尚未完善，因此极易受到疾病的侵袭。发热、感冒、咳嗽……一茬接一茬的，总是无情地缠上你家的孩子，让你不得不抱怨是不是现在的孩子太娇气了！

其实，作为家长完全有能力凭借自己的一双手给孩子一个健康的身体，那就是小儿推拿。

推拿古称按摩、按跷。按，谓抑按皮肉；跷，谓捷攀手足。推拿主要是运用手法按、摸经络的虚实，疏通经络，畅达气血，健脾和胃，调和营卫，平衡阴阳，达到强身健体的目的。例如，在宝宝感冒初期就可以给宝宝使用开天门、推坎宫、揉太阳、掐内劳宫、拿风池、捏脊、搓大椎等手法，可以止清鼻涕、解表发汗等；孩子若是积食，可给孩子揉中脘，摩腹等，清一清大肠，平肝火、心火，清肺火等；若是宝宝上火了，可以清三关、取天河水、补脾胃、补肾等。其实还有很多症状，如泻痢、呕吐、惊吓、夜寐不安、便秘等，都可以用小儿推拿的方法解决，不仅为宝宝减轻了痛苦，而且在宝宝没有生病的时候也可以通过按摩一些常用的保健穴位来帮助宝宝提高免

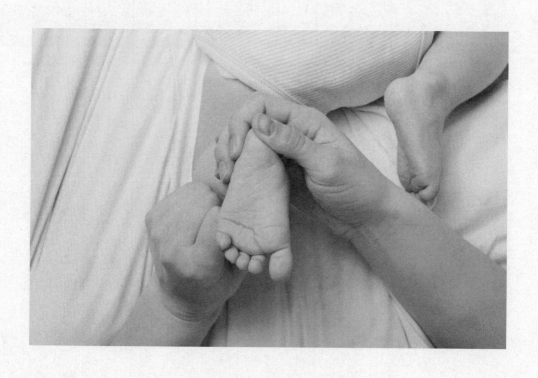

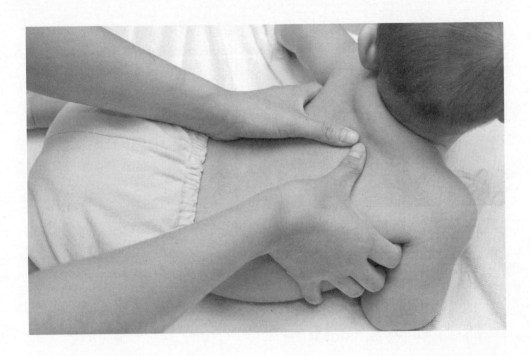

疫力，还可以益智。

每一位父母都希望孩子能健健康康、快乐成长。当孩子身体感到不适时，父母的手很自然会去按摩孩子不舒服的地方，如肚子痛时会去揉揉肚子，颈痛时会去按按颈部，头疼时会去揉按头部。后来，人们逐步整理了有效治疗病痛的穴位和反射区，从而形成了自成系统的小儿推拿、特效穴位按摩等中医疗法。中医学说源远流长又博大精深，几千年来自成体系，在小儿医疗方面积累了大量的临床经验，通过对推拿的不同手法的运用，可以通经络、平阴阳、和营卫、理气血、调脏腑，治疗疾病和养生保健。

人体是以五脏（心、肺、肝、脾、肾的总称）为中心，通过经络联络全身的有机整体。推拿可以改善孩子身体经络、血液循环，祛除体内污浊之气，让经络畅通，气血旺盛。所谓"通则不痛，痛则不通"，血脉要通、气要通和、心气要通、胃肠要通，这样孩子才能吃得下、睡得着、拉得净、放得开、长得快、身体好。

中医疗法入门简单，不需理解深的知识，不必使用专业的医疗器材，父母只要找到正确的穴位及反射区，只需学会简单的推拿手法，熟练之后很快就能在家轻轻松松为孩子保健治病，效果显著。

捏脊，防治脾胃和肺系小毛病

捏脊是一种古老而实用的推拿疗法，因为其操作是通过用手指提捏脊背上的皮肉完成的，所以叫"捏脊"，又因为对治疗"积滞"一类病症效果特别好，又称"捏积"。

具体操作手法有两种

1. 拇指后位捏脊法

以两手拇指置于脊柱两侧，从下向上推进；边推边以拇指、食指、中指捏夹持起脊旁皮肤。

2. 拇指前位捏脊法

双手食指、中指、无名指及小指屈曲并重叠，以食指第 2 指节垂直于脊柱正中，从下向上推进；边推边以拇、食指同时夹持起脊柱正中皮肤。

第一种方法主要作用于夹脊穴与肾俞穴，第二种主要作用于督脉。为了提高效果，经常配合捏三提一的方法，以加大刺激量。

捏脊的作用

1. 能健脾和胃、行滞消积、促进消化吸收，防治厌食、积滞、腹泻、便秘、腹痛、呕吐等各种肠胃疾病。

2. 能升发阳气，提高人体免疫力，防治感冒、咳嗽、发热疾病。

3. 能调和阴阳，增强神经系统调节全身的功能，改善睡眠、健脑益智，防治孩子夜啼、尿床、多汗、烦躁。

4. 能调和五脏六腑，促进孩子生长发育，增强体质，防治营养不良、消瘦、贫血和各种虚寒性疾病。

5. 能疏通脊背经络，放松脊背肌肉，调整脊柱平衡，纠正孩子脊柱侧弯。

注意事项

1. 环境温度适宜，注意保暖，以防着凉。

2. 初次操作，手法宜轻，次数宜少，捏过几次后可循序渐进，增加力度和次数。

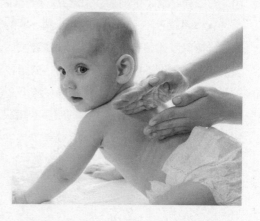

宝宝抚触操，爱的魔力带来免疫力

很多爸爸妈妈都知道小儿抚触对宝宝有许多好处，在抚触的过程中，能增进宝宝与父母的交流，安抚宝宝的情绪、减少宝宝的哭闹，让宝宝获得安全感，建立更加亲密的亲子关系。但是爸妈不一定知道正确的抚触方法，究竟怎么做小儿抚触，小儿抚触前的准备事项有哪些？下面一一为各位爸妈解答。

● 宝宝抚触操的好处 ●

一般来说，宝宝在出生 24 小时后就可以进行抚触按摩操了，这是塑造宝宝最佳人生的开端。父母通过对宝宝进行科学、温和的抚触，不仅能够增强和宝宝之间的感情，而且可以促进宝宝身体和智力的发育，提高宝宝的免疫力。

● 抚触前的准备 ●

最佳时间

给宝宝做抚触时，不宜太饱或太饿，抚触最好在婴儿沐浴后或喂奶 1 小时后进行。

抚触者准备

抚触前妈妈要洗干净双手，剪短指甲，摘下手上的戒指、手表、手镯等可能会伤到宝宝的物品。

环境适宜

抚触时要让室内的空气流通、室内光线不宜太亮、温度湿度适宜（室温宜在 25 ~ 28℃，湿度宜在 50% ~ 60%）。

注意事项

最初为宝宝抚触时，用力一定要轻且柔，抚触时间不多于 20 分钟。

◦ 抚触头部 ◦

①两个拇指水平放在宝宝的眉头处，其他四指放在宝宝的头后面。拇指自眉头上部向双耳侧，推压到太阳穴处停止，可继续推到耳后，或向下滑动到颈部结束整个动作，重复3次。

②两拇指放置在宝宝眼眶下、鼻子的两侧，其他四指放在头部后面。两手拇指沿着鼻梁两侧向下，推压到鼻翼两侧后，拇指渐转为水平状，绕过颧骨，继续推压到宝宝的耳前停止，重复3次。

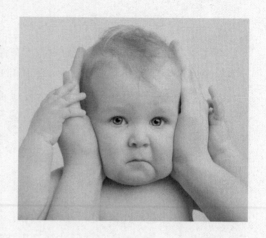

◦ 抚触胸部 ◦

两手握住宝宝的双手，向两侧水平伸展，然后向身体的中心部位交叉抱臂，右手在上；再向两侧水平伸展，然后向身体的中心部位交叉抱臂，左手在上。重复4次。

◦ 抚触腹部 ◦

右手指尖向左放在宝宝的下腹部，全手掌沿着顺时针方向推向左上腹，再转向右上腹，在右下腹终止。随着右手、左手并排推进，沿着同一轨迹在右下腹终止，重复3~4次。

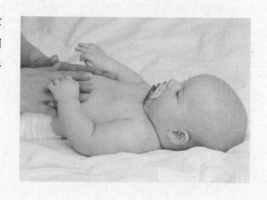

抚触上肢

①搓手心

宝宝的手心朝上，妈妈将右手拇指放在宝宝的掌纹前部，并以此为支点，用食指沿着宝宝的手掌部，顺时针做环状搓动，右手16圈，左手24圈。

②按摩手指

用拇指、食指、中指拿起宝宝的一根手指，由指根处向指尖按摩，从大拇指到小拇指，每根手指做2次。

③搓动手臂

右手拇指在下，其他四指在上，松松地环在宝宝的手臂上，左手握住宝宝的5根手指，以自己的腕关节为轴心，手背拱起后做前后转动的同时，自腕关节移动到肩关节，再移回腕关节处。此为一个完整的过程，重复2次。

④手臂大运动

将宝宝的手臂提起和身体呈90°。以肩部为轴向外环转，转动一周后回到原位，重复4次。

抚触背部

宝宝俯卧，用手掌从宝宝的脖子到臀部自上而下地按摩；也可以让宝宝平躺，用一只手托起宝宝的臀部，另一只手轻轻地从脖子慢慢向下揉搓宝宝的脊梁骨。

抚触下肢

①搓脚心

宝宝仰卧，妈妈将右手拇指放在宝宝的脚跟处，并以此为借力轴心，使食指沿着宝宝脚底内（外）做顺时针环状按摩，重复16次。

②搓脚背

宝宝仰卧，妈妈将两手食指、中指置于宝宝的脚下，和无名指、小拇指配合轻轻用力夹住宝宝的小脚，两手大拇指横向一上一下搓动，重复16次。

③搓脚趾

妈妈用拇指、食指、中指轻轻拿起宝宝的一根脚趾，由脚趾跟向脚趾尖处搓动，从大脚趾依次到小脚趾，重复3次。

④膝部弯曲

宝宝仰卧，妈妈拿着宝宝的双腿，先抬起宝宝的右腿向腹部推动，让宝宝大腿紧贴其腹部后收回，再抬起左腿做同样的运动，重复4次。

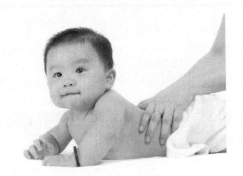

健脑养生操

健脑养生操有助于锻炼孩子的大脑及小脑。手部越灵巧，大脑的思维功能越健全。小宝宝从小多做健脑养生操，能够开拓宝宝的思维，而且身体整体协调能力很强。家长应重视儿童健脑养生操的锻炼，以此来促进儿童的智力发育。因此，想要培养出思路开阔、头脑聪明的孩子，就经常让他来做这些健脑养生操吧。

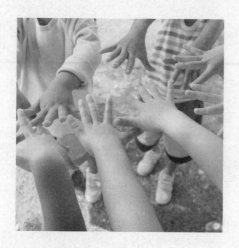

· 数数小手指 ·

适合年龄

1 ~ 3 岁。

训练目的

锻炼大脑对手指的支配能力，提高手部动作的熟练程度。

操作方法

教小儿用自己的手指来表现 1、2、3、4……反复练习，小儿的大脑能得到锻炼。

· 影子变化游戏 ·

适合年龄

4 ~ 8 岁。

训练目的

培养儿童的形象思维能力，提高大脑对手指的支配能力。

操作方法

将手放在光源与淡色的墙壁或屏幕之间做影子变化游戏，如伸出双手，将两个大拇指互扣，并展开手掌扇动，能锻炼孩子大脑灵活性，增强孩子的想象力。

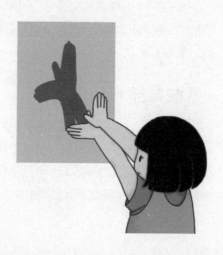

石头、剪刀、布游戏

适合年龄

5~6岁。

训练目的

锻炼宝宝的灵活性、反应能力，以及手和大脑的协调性。

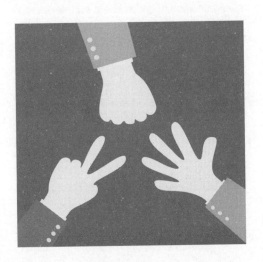

操作方法

两个宝宝一组进行石头、剪刀、布的游戏，两人同时出石头、剪刀、布中的任意一个，游戏的规则是石头可以砸剪刀，剪刀可以剪布，而布则能包住石头。

抛接硬币

适合年龄

7~10岁。

训练目的

锻炼手腕的灵活度，刺激手掌上的劳宫穴。

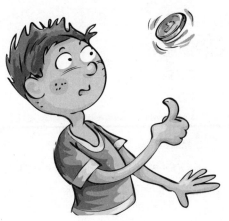

操作方法

准备一枚硬币，将硬币放在一只手掌上，然后往上抛，用另一只手掌接住落下的硬币，再将硬币往空中抛，然后换手接住。如此反复地交替双手抛接。

● "1 打 4" 游戏 ●

适合年龄

7 ~ 10 岁。

训练目的

锻炼孩子的左右脑及左右手的协调能力。

操作方法

一手手指做枪状，另一手将拇指内扣，其余四指并拢，然后迅速调换两手的手形，即左手打右手，右手打左手，同时嘴里念"1 打 4"，进行 10 次。

● 手部健脑操 ●

适合年龄

9 ~ 10 岁。

训练目的

锻炼孩子左右脑协调能力及手指灵活反应能力。

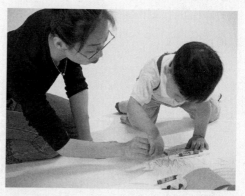

操作方法

两手各握一支笔，左手的笔在纸上画圆圈，右手的笔在纸上画方形，注意一定要同时进行。每天可以画 10 遍，速度要慢慢加快。

身体养生操

不止成人可以做体操，其实孩子也可以做身体养生操，对于尚不能灵活做出动作的婴幼儿，家长可辅助其做一些简单的身体养生操，这有益于促进孩子的大脑发育。下面介绍一些常见的身体养生操，可以锻炼宝宝身体各部位的能力，包括握力、牵拉力、自控力和前庭器官的平衡能力等。

● 眼睛推拿养生操 ●

眼睛推拿养生操可舒缓脸部因吸吮、啼哭及长牙所造成的紧绷，可对宝宝视觉发育带来益处。

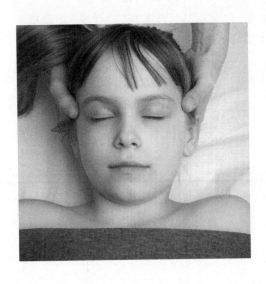

推拿方法

❶ 转动眼睛，首先以顺时针方向转动 4 ~ 5 次，然后逆时针方向转动 4 ~ 5 次，接着平视 2 分钟，再转动双眼。可改善视力、缓解视疲劳。

❷ 孩子眼睛轻闭，家长用拇指指腹轻擦孩子眼皮 20 次，左右交换轻擦。然后摩擦双手至发热，用双掌盖住孩子的双眼，用热力加速孩子眼睛周围的血液循环。

❸ 用手指指腹按揉孩子的太阳穴，向前方揉动 20 次，接着向后方揉动 20 次。

❹ 用拇指指腹揉按孩子的印堂穴，操作 5 分钟左右，可缓解眼部酸痛。

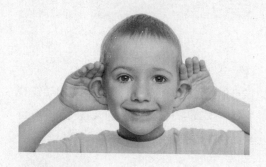

耳部推拿养生操

可以从耳部推拿养生操入手，培养幼儿的语言及倾听能力。因为幼儿的耳朵还没能完全发育成熟，所以在这个过程中需要我们十分注意。

推拿准备

用湿毛巾将孩子双耳擦拭干净，双手洗净，家长也应洗净双手，修剪指甲，摘除手上的手表、饰品。

推拿方法

❶ 家长将双手放在孩子的双耳旁，然后用两手食指按摩两耳根前后各 15 次，再用两手轻按捏耳轮 15 次，力度轻柔。

❷ 家长用双手拇指及食指摇拉孩子的两耳郭各 15 次，再用中指弹击两耳 15 次，不可过于用力。

❸ 家长将拇指置于孩子鼻翼两侧，轻轻向耳前侧滑动，重复操作 10 次。

❹ 让宝宝静坐闭目，家长用双手心紧贴两耳孔，五指贴耳后脑部，用食指、中指和无名指叩后脑部 24 次，然后快速将双手掌离开耳孔，如此连续操作 10 次。

鼻部推拿养生操

鼻部推拿养生操能有效促进鼻部血液流通，改善局部血液循环，从而达到通鼻窍之效。

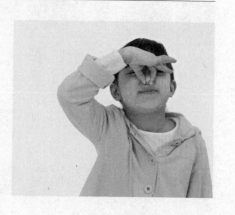

推拿准备

洗净孩子双手，将其指甲修剪整齐。

推拿方法

❶ 右手食指指肚从鼻根沿鼻梁上下轻轻按摩 20 次，再沿鼻子周围轻轻按摩 20 圈。

❷ 拇指、食指捏住两侧鼻翼，上下按摩 20 次，再捏紧、松开，重复做 20 次。

❸ 用手掌轻轻拍打鼻部 20 次，进行几次深呼吸，尽量扩胸收腹。

● 胸腹推拿养生操 ●

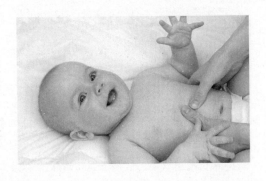

胸腹部推拿养生操能够增强婴儿两臂力量，锻炼胸部肌肉及腹肌，增加肺活量，促进婴儿的上肢及胸部的生长发育。

推拿准备

家长将双手洗净，给孩子胸腹部涂抹润肤乳或按摩油。孩子旁边放上一张薄毯或大毛巾，推拿胸部时先将孩子肚脐盖上，以防着凉。

推拿方法

❶ 先以拇指从第一肋间开始，从胸骨沿肋间向两侧分推，由上至下，每一肋间分推36次。

❷ 以小鱼际直擦胸部任脉，即胸部正中线，以透热为度（家长感觉推拿处有温热感），再由膻中穴斜擦向两侧肩部，再横擦胸部，均以透热为度。

❸ 家长两手相合，掌心要虚，用手掌边缘在孩子腹部做圆形团揉100次。

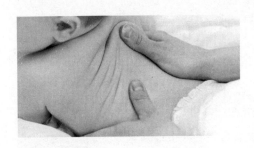

● 腰背推拿养生操 ●

腰背推拿养生操可以促进肌肉的发育并提升关节灵活度，刺激脊背的经络和穴位，放松肌肉。

推拿准备

家长将双手洗净，脱去孩子上衣，让孩子俯卧于按摩床上，可在孩子胸前放置一软枕，使其腰背部自然放松。

推拿方法

❶ 以双手掌置于肩胛内侧，使躯干前倾，力量下压均匀，由上至下推至腰骶部，反复操作3～5次。

❷ 双手掌重叠用力，由上向下，再由下向上，沿膀胱经来回按摩腰部两侧肌肉，以腰部产生温热感为度，时间为1～2分钟。

❸ 拇指平行放于膀胱经上，另一手以掌根用力按住拇指，依次由上向下、向前拨动，重复1～2次。

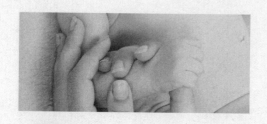

手臂推拿养生操

手臂推拿养生操通过孩子两臂的屈展动作，提高关节的灵活性，扩展胸腔，促进上肢及胸腔的发育。

推拿准备

家长洗净双手，让孩子保持舒服的姿势，露出手臂。

推拿方法

❶ 抬高孩子左臂，前臂和上臂呈90°角。右手按压孩子曲池穴、尺泽穴，每个穴位按压5秒钟，来回按摩5次后交换手臂按摩。

❷ 抬起孩子右手，家长弯曲左手手掌，用虎口弯捏住孩子上臂下方的肌肉，稍用力匀速捏揉，3分钟后换手。

❸ 家长抬起孩子右手，使手臂保持弯曲，用左手手掌稍微用力顺着孩子腕关节按摩至腋下。

❹ 将孩子手臂抬起，由外侧向内按摩至肘部，最后按压孩子手肘内侧的手三里穴，保持15秒钟。

脚部推拿养生操

脚部推拿养生操训练婴儿上下肢的协调性，促进神经系统对运动系统的调节功能，增强婴儿腹部和腿部力量，培养婴儿动作的节奏感和协调性。

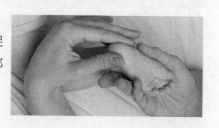

推拿准备

让孩子仰卧或俯卧在床上，露出整个脚部。另外，家长在推拿过程中一定不能过于用力，过于用力则适得其反。

推拿方法

❶ 用拇指与食指拉孩子每一根脚趾或旋转，以牵引动作来舒缓孩子脚底肌肉、关节、韧带的僵硬感，提高孩子关节或肌肉的可动性与强化功能，促进血液循环。

❷ 握拳固定，以食指第二关节在孩子脚底反射区做同方向滑动的施压操作。

❸ 以指腹来进行推压，在孩子脚底反射区做同方向施压操作。

运动养生操

坚持为孩子做操，不但可以增强孩子的生理功能，提高孩子对外界自然环境的适应能力，促进孩子动作发展，使孩子的动作变得更加灵敏，肌肉更有力；同时也可促进孩子神经、心理的发展。长期坚持做操可使孩子从初步的、无意的、无秩序的动作，逐步形成和发展分化为有目的的协调动作，为思维能力打下基础。通过对骨骼和肌肉的锻炼，给孩子做一些全身运动，让孩子更健康。以下运动养生操适合 3 岁以上的孩子。

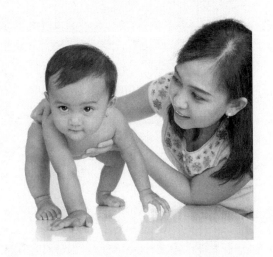

● 仙鹤起舞 ●

练习过程

❶ 宝宝两脚并拢，全身放松，站在健身垫上。

❷ 左脚上前半步，重心前移到左脚，双臂缓缓从身体两侧往上抬，就像仙鹤展翅起舞的样子；手臂抬高的同时，提起右脚，脚尖稍稍用力，脚后跟尽量向右臀部靠。

❸ 当手臂抬到超过两肩 45° 的时候，头、肩及腰尽量向后仰，好似仙鹤引颈高歌，保持 5 秒钟；双臂缓缓下落，回到起始动作 1 的状态。

❹ 右脚上前半步，重心前移到右脚，抬高双臂，同时提起左脚，脚后跟尽量向左臀部靠；当手臂抬到超过两肩 45° 的时候，上身后仰，保持 5 秒钟，然后回到动作 1 的状态。

❺ 重复动作 2 ~ 4，共 5 ~ 6 次。

练习要领

做动作时不宜用力过猛，家长要记得提醒孩子：动作要舒缓、放松；受力的那只脚可以采用五趾抓地的办法，来帮助身体保持平衡。

● 老虎前扑 ●

练习过程

❶ 宝宝直立在健身垫上，双脚分开一大步，脚尖向前，两臂向前平举，与地面平行。

❷ 慢慢将上身转向左侧，重心逐渐移到左脚，形成左弓步，双手前伸，抓向左侧，右手在上，左手在下，上面的右臂尽量伸长，保持姿势一会儿，数数1、2……5。

❸ 上身缓缓回到动作1的姿势。

❹ 上身慢慢转向右侧，转腰，右弓步，双手抓向右侧，左手在上，右手在下，保持姿势，数数1、2……5。

❺ 缓缓回到动作1的姿势。

❻ 重复整个练习4～5次。

练习要领

"老虎"双手扑食的时候，眼睛要看着前方假想的"食物"，同时尽量伸展位于上方的手臂。

● 小鸭学走路 ●

练习过程

❶孩子蹲下，两手放在膝盖上。

❷模仿鸭子走路的样子，保持下蹲姿势，踮起脚尖，在健身垫上向前走路；如果想提高难度，可以每走一步，膝盖碰一下地面。

❸让孩子沿着健身垫的边缘行走，每次2～3分钟。如果孩子兴致高，多走几圈也无妨。"小鸭学走路"不仅能增强下肢的力量，还可以促进肠的蠕动。如果宝宝便秘，可以先喝一杯水，再单独练习这一节动作2分钟，重复3～4次，便秘就能得到缓解。

练习要领

"小鸭学走路"时，要目视前方，双手平放在膝盖上。如果在先前的准备活动中，宝宝的脚踝没有完全活动开，比较容易引起抽筋，家长要注意。

小儿特效穴，调好体质宝宝安

　　按摩穴位可以改善孩子的经络循行，祛除体内污浊之气，使经络畅通，气血旺盛，这样孩子就吃得好、睡得香、拉得净、长得快、身体棒棒。了解小儿各个部位的特效穴位，经常按摩，有利于提高孩子的免疫力，调理孩子的体质。

● 开天门——解表发汗特效穴 ●

　　天门穴有安神镇惊的作用，当父母给孩子按摩这个穴位时，孩子会感觉特别舒服，继而安静下来，甚至会睡着。

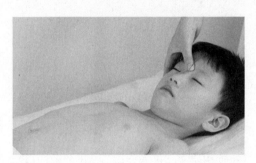

穴位定位

位于两眉中间至前发际成一直线。

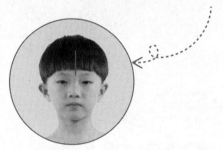

按摩疗法

　　用拇指指腹从眉心推至前发际，力度由轻至重，速度适中，以额头皮肤微微发红为度。

功效主治

　　开天门能促进血液循环，带走体内热气，主要用于发热、有热证的孩子。小儿出现头痛、头昏、眩晕、失眠、发热、流涕的时候就可以使用开天门的手法。

扫一扫，看视频

·掐人中——醒神开窍急救穴·

看到有人突发急症、昏迷时，我们首先想到的就是掐人中。人中又名水沟，属督脉，为手阳明经、足阳明经、督脉之会。本穴为急救要穴，如小儿惊风抽搐、不省人事，掐按此穴即可缓解。经常揉按这个在急救中常用的穴位还可以强健小儿筋骨。

位于面部，当人中沟的上 1/3 与下 2/3 交点处。

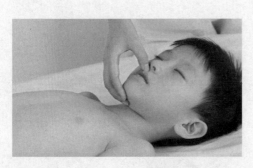

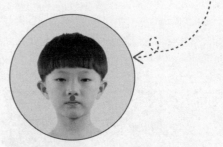

按摩疗法

用一手拇指指尖掐按人中穴，力度稍重，掐按时间不宜过长，每次持续 0.5 ~ 1 秒为佳。常规推拿、掐按 20 ~ 40 次。

功效主治

掐人中有醒神开窍、通经络脉的作用，主要用于突然陷入昏迷症状的急救。出现小儿惊风、昏迷、中暑、窒息、惊厥、抽搐、口眼㖞斜的时候就可以使用掐人中的手法缓解症状。

扫一扫，看视频

● 按揉百会——头痛有特效 ●

百会穴与脑密切相关，是调节大脑功能的要穴。百会别名"三阳五会"，属督脉，点按此穴可开窍醒脑、回阳固脱，对于缓解小儿头痛、小儿遗尿、小儿脱肛等疾病都有很好的疗效。父母经常刺激小儿此穴，可帮助开发智力。

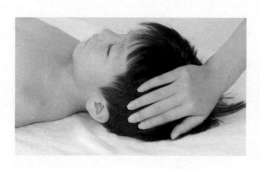

穴位定位

位于头部，当前发际正中直上5寸，或两耳尖连线的中点处。

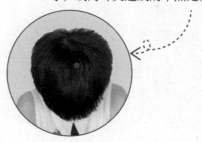

按摩疗法

用一手手掌按在头顶中央的百会穴，先以顺时针方向揉按，再以逆时针的方向揉按，力度轻柔，每日2~3次。常规推拿50次。

功效主治

按揉百会有驱除体内邪气、顺通经络的作用，主要作用于头面部因外感因素导致的不适症状。出现小儿头痛、失眠、焦躁、小儿惊风的时候就可以使用按揉百会的手法缓解症状。

扫一扫，看视频

按揉迎香——祛风通窍治鼻炎

春天，花粉散播于空气中，容易刺激小儿鼻咽部和皮肤而产生不同的过敏症状，引起鼻痒、鼻塞、打喷嚏、流清涕等。刺激迎香穴可以有效缓解这些症状。迎香别名"冲阳"，属手阳明大肠经，为手、足阳明之会，具有祛风通窍、理气止痛的作用，父母经常帮孩子刺激此穴，能防治各类颜面疾患。

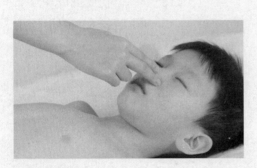

穴位定位

位于鼻翼外缘中点旁，当鼻唇沟中。

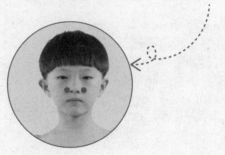

按摩疗法

用食指、中指指腹直接垂直按压在迎香穴上，以顺时针的方向揉按，再以逆时针的方向揉按，力度由轻至重，每天2次。顺时针、逆时针各1～3分钟。

功效主治

按揉迎香有通窍、治鼻炎的作用，主要作用于鼻部疾病的治疗。小儿出现感冒、鼻出血，慢性鼻炎引起的鼻塞、流涕、呼吸不畅的时候就可以使用按揉迎香的手法缓解症状。

扫一扫，看视频

◦ 揉中脘——健脾养胃吃饭香 ◦

　　中脘，属奇经八脉之任脉。中，指本穴相对于上脘、下脘二穴而为中也；脘，空腔也，有疏利传导人体水湿的作用。本穴可治一切腑病，尤以胃的疾患为先。刺激中脘穴，对胃脘胀痛、食欲不佳等小儿脾胃病有很好的疗效。

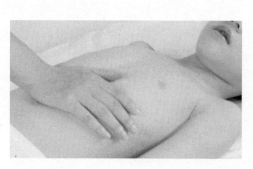

穴位定位

　　位于上腹部，前正中线上，当脐中上4寸。

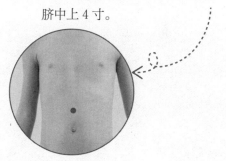

按摩疗法

　　用手掌紧贴中脘，手掌与穴位之间不能移动，而皮下的组织要被揉动，幅度逐渐扩大。常规揉按100～200次。

功效主治

　　揉中脘有促进食欲、强健胃气、止胃痛的作用，主要作用于治疗脾胃部的疾病。小儿出现泄泻、呕吐、腹胀、腹痛、食欲不佳、食积的时候就可以使用揉中脘的手法缓解症状。

扫一扫，看视频

● 摩神阙——腹泻便秘不再愁 ●

神阙又名"气合"，属任脉。气，气态物也；合，会合也，意指任脉气血在此会合。本穴有温补元阳、健运脾胃、复苏固脱之效，小儿腹痛、久泻、脱肛、便秘等均可摩动此穴。此外，神阙穴当元神之门户，有回阳救逆、开窍苏厥之功效，刺激神阙穴可以治疗肠腑疾病，能提高免疫力。

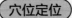
穴位定位

位于腹中部，脐中央。

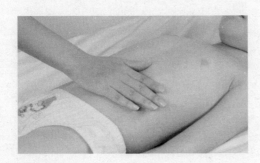

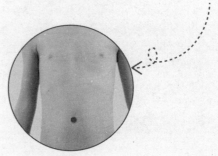

按摩疗法

把手掌放在神阙穴上，手掌不要紧贴皮肤，在皮肤表面做顺时针回旋性的摩动。常规摩动 100 ~ 200 次。

功效主治

摩神阙有疏散寒气、温暖脾胃、促进消化的作用，主要作用于腹部疾病治疗。小儿出现腹痛、久泻、脱肛、痢疾、水肿、便秘、小便失禁、消化不良、疳积、腹胀的时候就可以使用摩神阙的手法缓解症状。

扫一扫，看视频

●揉气海——益气助阳止腹痛●

气海属任脉，"海"有汇聚之意，穴居脐下，是人体先天元气汇聚之处，主一身气疾，故名"气海"。此穴是防病强身的要穴之一，常用于增强小儿的免疫力、预防休克等，还能调理小儿的一身气机，改善腹胀、消化不良等胃肠病症。经常刺激此穴，可改善小儿气虚体弱症状。

穴位定位

位于下腹部，前正中线上，当脐中下 1.5 寸。

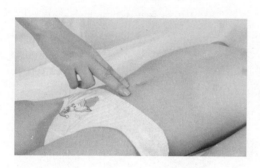

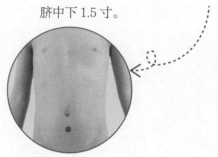

按摩疗法

合并食指、中指，用两指指腹按压在气海穴上，以顺时针的方向揉按 150 次。

功效主治

揉气海有补气血、促进消化的作用，主要用于腹部疾病的治疗。小儿出现水肿、脘腹胀满、大便不通、泻痢不禁、食欲不佳、夜尿症、发育不良、胸膈不利、遗尿、脱肛、疝气的时候就可以使用揉气海的手法缓解症状。

扫一扫，看视频

● 揉天枢——消食导滞治痢疾 ●

天枢穴是足阳明胃经的腧穴，同时也是手阳明大肠经的募穴。大肠功能出现问题，天枢穴会有痛感。刺激天枢穴可改善肠腑功能，缓解肠道功能失调导致的各种症状，还能辅助治疗便秘。

穴位定位

位于腹中部，距脐中2寸。

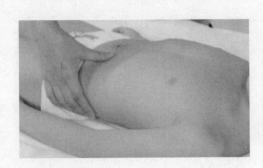

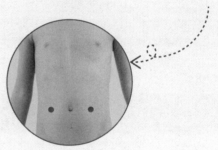

按摩疗法

将拇指按压在天枢穴上，用指腹以顺时针的方向揉按80～100次。

功效主治

揉天枢有促进肠胃蠕动、止痛、祛除湿气的作用，主要作用于脾胃部的疾病治疗。小儿出现腹胀、腹痛、腹泻、痢疾、便秘、食积不化、急慢性肠胃炎的时候就可以使用按天枢的手法缓解症状。

扫一扫，看视频

揉按关元——培补肾气不尿床

关元穴位于丹田，为元气所藏之处，自古就是养生要穴，具有补肾壮阳、理气和血等作用，用于治疗元气虚损病症和下焦病症。小儿腹痛、疝气、遗尿、脱肛等病症，按揉此穴有很好的疗效。关元穴能培补小儿阳气，培元固本，父母帮助孩子刺激本穴，还能调节胃肠功能。

穴位定位

位于下腹部，前正中线上，当脐中下3寸。

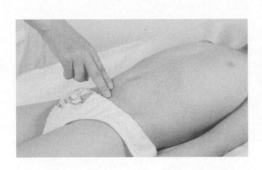

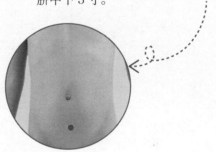

按摩疗法

合并食指、中指，用两指指腹按压在关元穴上，以顺时针的方向揉按80～100次。

功效主治

揉按关元有培补肾气、利尿的作用，主要作用于生殖泌尿系统疾病的治疗。小儿出现小腹疼痛、吐泻、疝气、食欲不佳、消化不良、夜尿症、慢性腹泻、腹胀、脱肛、遗尿、尿潴留的时候就可以使用揉按关元的手法缓解症状。

扫一扫，看视频

• 推胃经——和胃降逆泻胃火 •

胃经主治小儿肠胃等消化系统、循环系统的部分病症。清胃经属凉性，有清胃热、止呕吐的功效，且偏重于清利湿热、去胃火、降逆止呕，所以牙龈肿痛、口臭、急性扁桃体炎、实热便秘或伤食呕吐等，用清胃经效果比较好。补胃经能健脾胃，助运化，常用于脾胃虚弱，消化不良，腹胀纳呆等。

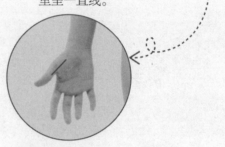

穴位定位

位于拇指近掌侧第一节或大鱼际桡侧缘赤白内际由掌根至拇指根里呈一直线。

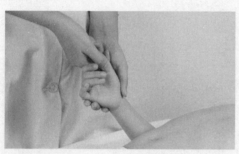

按摩疗法

一手托住小儿手掌，用另一手拇指螺纹面旋推小儿拇指掌面近掌端一节为补胃经；用另一手从拇指螺纹面沿小儿近掌根方向直推为清胃经。常规推拿100～500次。

功效主治

孩子食欲突然下降、口臭、打嗝、放屁、大便有酸臭味、大便可见未消化的食物，同时出现晚上睡觉翻腾、舌苔变厚等，以上这些症状都是积食的常见表现，此时用清胃经的推拿，效果会非常好。如果孩子食欲一直不好，一般属于脾虚的问题，推拿的重点要放在补脾上，可以适当配合清胃。而消积食一般是选择清胃、顺运内八卦、板门穴位，它们可以配合使用，也可以交替使用。注意胃经一般情况只清不补。

扫一扫，看视频

• 推六腑——清热解毒治多汗 •

推六腑可治疗小儿热证，是治疗小儿热证多汗的常用治疗手法。六腑与手太阳小肠经循行路线重叠，因为心与小肠相表里，心属火，而手太阳小肠经位于手的阳面，属于阳中之阳，所以泻小肠经火就可以达到泻六腑火的目的。

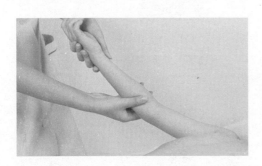

穴位定位

位于前臂尺侧，阴池至肘，成一直线。

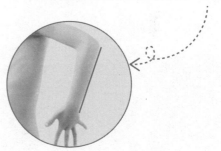

按摩疗法

用拇指指腹自肘推向腕，称推六腑或退六腑。力度由轻至重，再由重至轻。常规推拿 100 ～ 300 次。

功效主治

推六腑有祛除热证、镇静安定的作用，主要作用于身体内的热引起的病症。小儿出现发热多汗、惊风、口疮、咽痛、便秘、腮腺炎的时候就可以使用推六腑的手法缓解症状。注意六腑以通为顺，只有清法，没有补法。

扫一扫，看视频

◦掐合谷——镇静止痛通经络◦

　　"头面合谷收"，合谷主要用于治疗头面五官病症。掐合谷是治疗小儿感冒、牙痛的常用穴位。合谷穴长于清泄胃经郁热，疏解面齿风邪，通调头面经络，是治疗热病及头面五官各种疾病之要穴，具有和胃降气、调中止痛、通腑泄热之功，治疗各种胃肠道疾病。

穴位定位

　　位于手背，第一、第二掌骨间，当第二掌骨桡侧的中点处。

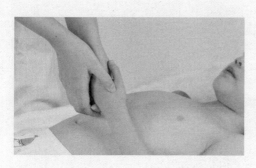

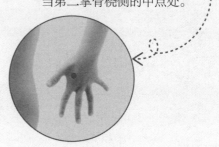

按摩疗法

　　一手握小儿的手，使其手掌侧置，桡侧在上，用另一手拇指指甲重掐合谷穴3～5次，再用拇指指端以顺时针的方向揉按此穴，常规推拿50～100次。

功效主治

　　掐合谷有镇静止痛、通经活络的作用，主要作用于头面部热证、痛证的治疗。小儿出现外感头痛、头晕、耳鸣、鼻炎、扁桃体炎的时候就可以使用掐合谷的手法缓解症状。

扫一扫，看视频

◦ 按揉足三里——通络导滞治腹泻 ◦

足三里是主治胃肠病症的常用穴。按揉足三里是治疗小儿各种肠胃病症的常用手法。中医有"合治内腑"之说，凡六腑之病皆可用之。足三里是所有穴位中最具养生保健价值的穴位之一，经常按摩小儿该穴，可以增强小儿体质，增强抵御病邪的能力。

穴位定位

位于小腿前外侧，当犊鼻下 3 寸，距胫骨前缘一横指。

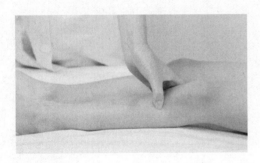

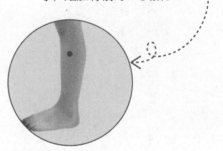

按摩疗法

用拇指指腹按压足三里穴一下，再顺时针揉按三下，称"一按三揉"，为 1 次。常规推拿 50 ～ 100 次。

功效主治

按揉足三里有畅通经络、祛除体内邪气的作用，主要用于脾胃部疾病的治疗。小儿出现呕吐、腹泻、腹胀、下肢痿痹、便秘、痢疾、疳积、腹痛的时候就可以使用按揉足三里的手法缓解症状。

扫一扫，看视频

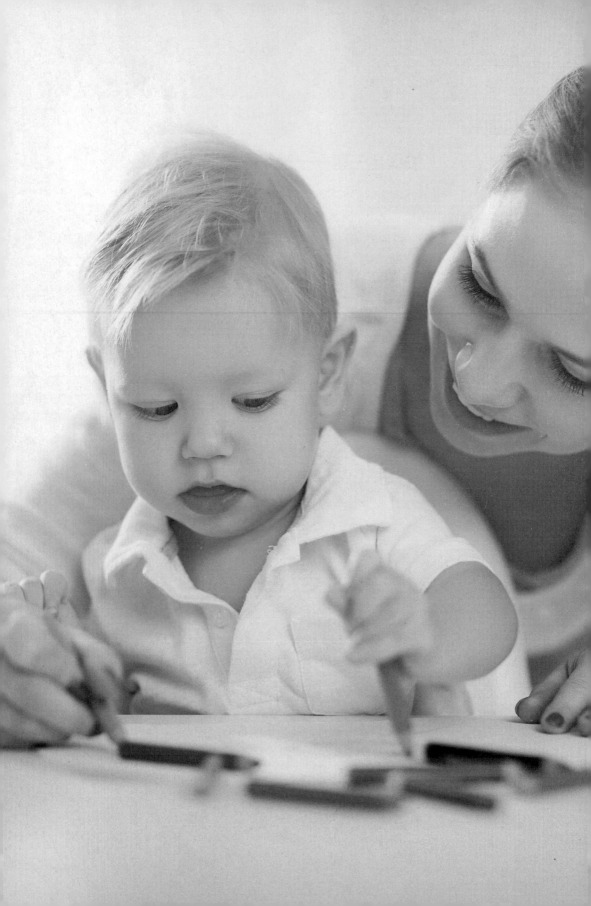

PART 05

内调外养
孩子常见病症

　　孩子健康、平安、快乐地成长，是父母最朴实的愿望。父母会希望小孩子吃饭香、睡得好、体质好、少生病、长个子等，那么怎样才能实现这些小愿望呢？本章根据小儿体质特质甄选了一些小儿常见病症的推拿保健方案，辅助食疗，希望可以帮助您实现这些愿望。

湿疹——轻松消疹的小秘方

小儿湿疹是一种变态反应性皮肤病，即平常说的过敏性皮肤病，主要是对食入物、吸入物、接触物不耐受或过敏所致，患有湿疹的孩子会出现皮疹，皮肤粗糙、脱屑。

孩子中招了吗

主要症状

皮肤发红、出现皮疹，之后皮肤发糙、脱屑，抚摩孩子的皮肤如同触摸在砂纸上一样。

伴随症状

面、躯干、四肢有大小不等的淡红色或暗红色斑、脓疱，出现发热、淋巴结肿大等症状，皮损处皮肤增厚，可有抓痕和血痂。

中医秘方——术苓除湿汤

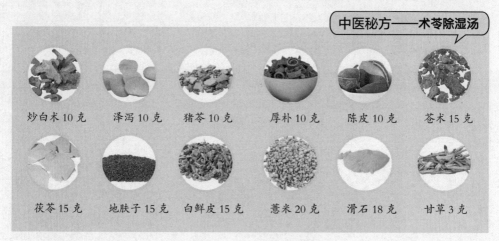

炒白术 10 克　泽泻 10 克　猪苓 10 克　厚朴 10 克　陈皮 10 克　苍术 15 克

茯苓 15 克　地肤子 15 克　白鲜皮 15 克　薏米 20 克　滑石 18 克　甘草 3 克

服用方法

七天一疗程，一日两剂。

随证加减

湿邪偏于下焦者可加黄柏、川牛膝；
瘙痒甚者可加乌梢蛇、刺蒺藜；
日久皮损色黯者可加丹参、当归。

养护专栏

保持皮肤清洁干爽，避免受外界刺激。除了注意天气变化外，家长不要让孩子穿易刺激皮肤的衣服，如羊毛、丝、尼龙等材质的衣服，这也是小儿湿疹护理要注意的方面。家长要剪短孩子的指甲，避免孩子抓伤自己。除异位性皮炎外，其他湿疹都无须忌口。

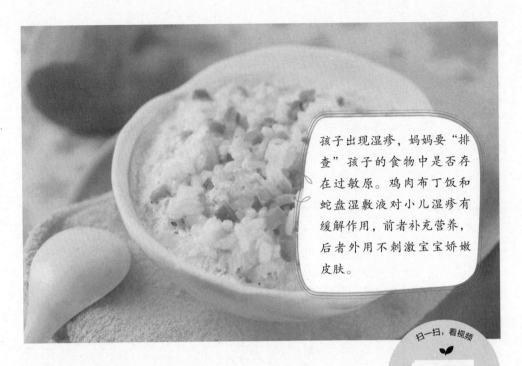

孩子出现湿疹，妈妈要"排查"孩子的食物中是否存在过敏原。鸡肉布丁饭和蛇盘湿敷液对小儿湿疹有缓解作用，前者补充营养，后者外用不刺激宝宝娇嫩皮肤。

扫一扫，看视频

 鸡肉布丁饭

材料

鸡胸肉 40 克，胡萝卜 30 克，鸡蛋 1 个，芹菜 20 克，牛奶 100 毫升，米饭 150 克。

做法

1. 洗好的胡萝卜切成粒，洗好的芹菜切成粒，洗好的鸡胸肉切成粒，鸡蛋打散成鸡蛋液。

2. 米饭倒入碗中，放入备好的牛奶、蛋液、鸡肉粒、胡萝卜粒、芹菜粒，搅匀，装入碗中，将加工好的米饭放入烧开的蒸锅中，盖上盖，用中火蒸 10 分钟至熟，关火后取出即可食用。

 蛇盘湿敷液

材料	做法
蛇床子、苦参各 30 克，威灵仙、苍术、黄柏、明矾各 10 克。	1. 将上述材料用水煎。 2. 再将药液倒出后熏洗患处即可。

◦ 按摩疗法 ◦

在宝宝湿疹缓解的时候，妈妈还可以给宝宝按摩，以缓解皮肤发红、发痒等不适。如按摩曲池可以缓解红肿发热，按揉板门调理胃肠、通经络，按揉脾俞可以调整消化功能。

扫一扫，看视频

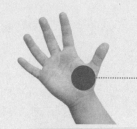

穴位定位

板门
位于手掌大鱼际的表面肌肉丰厚处。

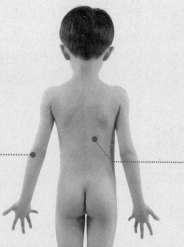
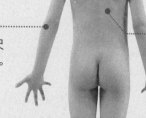

曲池
位于肘横纹外侧端，当尺泽与肱骨外上髁连线中点。

脾俞
位于背部，当第十一胸椎棘突下，旁 1.5 寸。

按摩方法

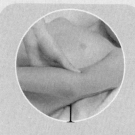

1

一手抬起小儿的手，用另一手拇指指腹按揉曲池穴，力度由轻至重，以酸胀感为宜。

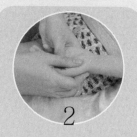

2

用拇指揉按小儿大鱼际，称为揉板门，先以顺时针方向揉，再用推法自指根推向横纹。

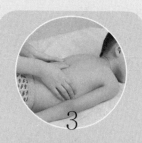

3

用拇指指端点按脾俞穴，顺、逆时针依次揉按，力度由轻至重再至轻。

感冒——宝宝抗"感"小助手

感冒一般分为风寒感冒和风热感冒。风寒感冒起病急，主要症状为发热轻、恶寒重、头疼、周身酸痛、无汗、流清鼻涕、咳嗽、吐清痰等；风热感冒的主要症状是发热重、恶寒轻、流黄鼻涕、吐黄痰、口渴、咽喉疼痛、大便干、小便黄、扁桃体肿大等。

孩子中招了吗

主要症状

鼻塞、流涕、流眼泪、轻微的喉咙痛等。婴儿的鼻腔较小，很容易被堵塞，鼻腔就会发出"呼哧、呼哧"的声音。

伴随症状

食欲不佳、呕吐、腹痛、腹泻等较明显，婴幼儿感冒时常常伴随高热。

中医秘方——李氏全息汤

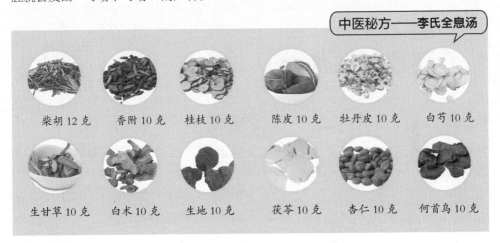

柴胡 12 克　　香附 10 克　　桂枝 10 克　　陈皮 10 克　　牡丹皮 10 克　　白芍 10 克

生甘草 10 克　　白术 10 克　　生地 10 克　　茯苓 10 克　　杏仁 10 克　　何首乌 10 克

服用方法

七天一疗程，一日一剂。

随证加减

发热无汗，去何首乌加麻黄（10克）；中度发热加车前草（10～30克）；高热脉洪、汗出不解、面红舌赤、烦渴引饮者加石膏（15～100克）、知母10克。

养护专栏

感冒期间要注意卧床休息，居室要保证空气新鲜、湿润，防止外物刺激鼻咽引发咳嗽。生病期间，要吃清淡、易消化的食物，如蛋汤、稀粥等，多喝水，多吃新鲜蔬菜和水果。感冒期间，容易合并其他疾病，如肺炎、中耳炎等，如发现异常及时就医。

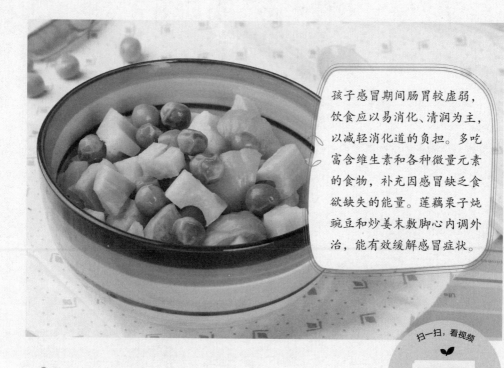

孩子感冒期间肠胃较虚弱，饮食应以易消化、清润为主，以减轻消化道的负担。多吃富含维生素和各种微量元素的食物，补充因感冒缺乏食欲缺失的能量。莲藕栗子炖豌豆和炒姜末敷脚心内调外治，能有效缓解感冒症状。

扫一扫，看视频

 莲藕板栗炖豌豆

材料

板栗 80 克，豌豆 20 克，莲藕 200 克。

做法

1. 板栗洗净，切小块；莲藕洗净，切丁，煮 10 分钟。
2. 板栗和莲藕放入清水中煲 2 小时，再加入豌豆，煮 10 分钟即可。

炒姜末敷脚心

材料

姜适量。

做法

1. 把姜切成姜末。
2. 在干锅中将姜末炒干，用小纱布或者无纺布缝成小小的袋子，将炒好的姜末放入其中。
3. 待其温后，将袋子粘在孩子的脚心上。

◦ 按摩疗法 ◦

在小儿感冒缓解的时候，妈妈还可以用自己温暖的双手帮助孩子按摩，以增强孩子免疫力。如按摩天门穴可以通经络，解除头部沉重感；按揉迎香穴可以缓解鼻塞；清天河水可以提高身体卫气能力，抵抗风寒邪气入侵。

扫一扫，看视频

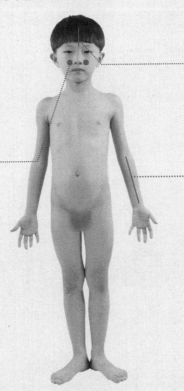

穴位定位

天门
位于两眉中间往上至前发际，成一直线。

迎香
位于鼻翼外缘中点旁，当鼻唇沟中。

天河水
位于前臂的正中，自腕至肘，成一直线。

按摩方法

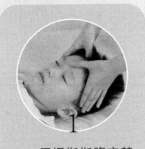

1

用拇指指腹交替按摩天门穴，从两眉中间推至前发际，推1~2分钟。

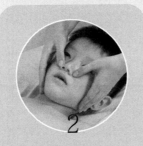

2

用拇指指腹点按迎香穴1~2分钟，以有酸胀感为宜。

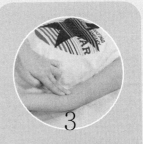

3

将食指、中指并拢，用指腹自宝宝腕部直推至肘部，推1~2分钟。

发热——缓解宝宝发热的好方法

只要小儿体温超过 37.3℃即为发热。发热时，孩子的体温高出正常标准，或自有身热不适的感觉。发热原因分为外感、内伤两类。外感发热，因感受六淫之邪及疫疠之气所致；内伤发热，多由饮食劳倦或七情变化，导致阴阳失调、气血虚弱。

······· 孩子中招了吗？ ·······

主要症状

脸部发热、脸红，睡不安稳，恶心呕吐、食欲不佳，重者头疼、全身乏力等。

伴随症状

鼻塞、流鼻涕、咽部不适、轻咳、呼吸时伴有杂音等。

中医秘方——荆防银翘散

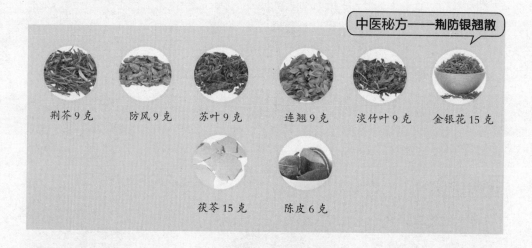

荆芥9克　防风9克　苏叶9克　连翘9克　淡竹叶9克　金银花15克

茯苓15克　陈皮6克

服用方法

病重者，一日三剂，夜一剂；病轻者，一日两剂，夜一剂。

随证加减

若眼眶疼痛者，可加白芷6克；若身痛者，加秦艽9克；若胸闷咳嗽者，加杏仁9克、瓜蒌15克；若咽痛者，加桔梗、生甘草各9克。

养护专栏

小儿发热时新陈代谢增快，消耗多、进食少，身体虚弱，应卧床休息；保持室内安静，避免各种刺激；衣被要适当减少。室温过高不利于人体散热，会令患儿烦躁不安；过低则易使小儿受寒。一般室内温度以20℃左右为宜。应避免空气对流，饮食以流质或半流质食物为佳。

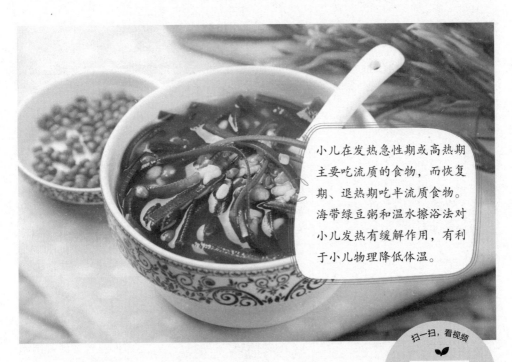

小儿在发热急性期或高热期主要吃流质的食物，而恢复期、退热期吃半流质食物。海带绿豆粥和温水擦浴法对小儿发热有缓解作用，有利于小儿物理降低体温。

扫一扫，看视频

 海带绿豆粥

材料

绿豆 90 克，水发海带 65 克，水发大米 160 克。

做法

1 砂锅中注入适量清水烧热。

2 放入大米，拌匀，倒入洗净的绿豆，盖上盖，烧开后用小火煮约 40 分钟至米粒变软。

3 揭盖，倒入洗净的海带丝，搅匀，再盖上盖，用小火煮约 15 分钟至食材熟透即可。

 温水擦浴法

材料

毛巾，35 ~ 40℃的温水（以手腕内侧皮肤不烫为宜）。

做法

1. 将毛巾浸入温水后拧干，擦拭患儿躯体。

2. 擦浴顺序依次为额部、颈部、掌心、腋下、腹股沟等处。在腋窝、腹股沟等血管丰富处，可边擦拭边按摩；擦拭大血管经过浅表的部位（腋窝、肘窝、腹股沟、腘窝等）时，可适当延长擦拭时间。每次擦浴以 20 分钟为宜。

◦ 按摩疗法 ◦

在小儿发热缓解的时候，妈妈还可以用自己温暖的双手帮助宝宝按摩，以治疗发热、全身乏力等不适。如拍打曲池穴可以疏通经络；清天河水可以疏解热气，散发到体表；合谷穴是退热的临床有效穴。

扫一扫，看视频

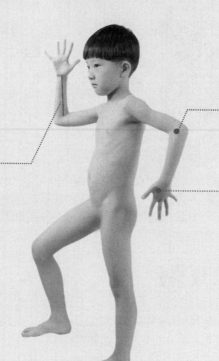

穴位定位

天河水
位于前臂正中，自腕至肘，成一直线。

曲池
位于肘横纹外侧端，当尺泽与肱骨外上髁连线中点。

合谷
位于手背第一、二掌骨间，第二掌骨桡侧中点处。

按摩方法

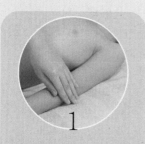

1

搓热掌心，手掌成中空状，有节奏地拍打曲池穴 30 ~ 50 次。可解表退热、宣肺止咳。

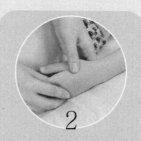

2

用拇指指腹稍用力点揉合谷穴 1 ~ 2 分钟。可镇静止痛、通经活络。

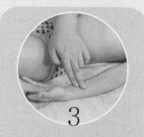

3

将食指和中指并拢，用指腹自腕推至肘，快速推摩天河水 30 ~ 50 次。可清热解表、泻火除烦。

咳嗽——找对"克咳之星"

中医将咳嗽分为外感咳嗽和内伤咳嗽两大类。外感咳嗽主要表现为咳嗽、痰稀薄白，常伴鼻塞、流清涕、喷嚏频频、恶寒头痛、肢节酸痛、舌苔薄白、脉浮紧等；内伤咳嗽主要表现为咳嗽日久、干咳无痰，或少痰而不易咳出，或痰中带血。

孩子中招了吗？

主要症状

强烈的干咳，咳嗽时带痰；猛烈而沙哑的阵咳，咳嗽时有痰或伴有气喘等。

伴随症状

持续咳嗽并常常伴有喘鸣或气喘，由喉部发出略显嘶哑的咳嗽、烦躁、拒哺等。

中医秘方——八味香苏散

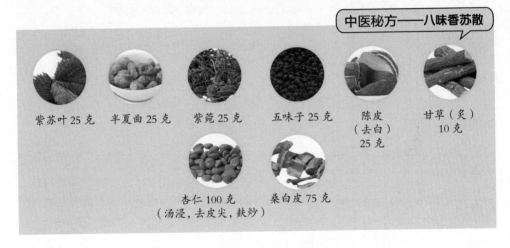

紫苏叶 25 克　　半夏曲 25 克　　紫菀 25 克　　五味子 25 克　　陈皮（去白）25 克　　甘草（炙）10 克

杏仁 100 克（汤浸，去皮尖，麸炒）　　桑白皮 75 克

服用方法

一日两剂。

随证加减

咳嗽伴流涕鼻塞，加入辛夷、苍耳子、蝉衣等；咳嗽伴喉中痰声辘辘，加入葶苈子、莱菔子、枳壳、竹茹；咳嗽伴喘促，加钩藤、地龙。

养护专栏

小儿咳嗽期间饮食要清淡，但以富有营养且易消化和吸收为宜。食欲不佳者，可做些清淡味鲜的菜粥、面汤等易消化的食物。另外，可多喝白开水，以满足患儿生理代谢需要。充足的水分能帮助小儿稀释痰液，便于咳出。最好是白开水，不要用饮料来代替。

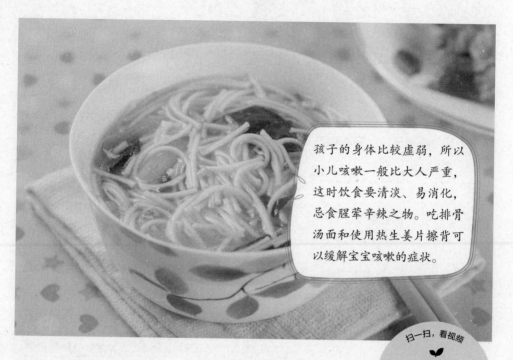

孩子的身体比较虚弱，所以小儿咳嗽一般比大人严重，这时饮食要清淡、易消化，忌食腥荤辛辣之物。吃排骨汤面和使用热生姜片擦背可以缓解宝宝咳嗽的症状。

扫一扫，看视频

 ## 排骨汤面

材料

排骨 130 克，面条 60 克，小白菜、香菜各少许。

调料

料酒 4 毫升，白醋 3 毫升，盐、鸡粉、食用油各适量。

做法

1 洗净的香菜切碎；洗好的小白菜切成段；面条折成段；锅中注水，倒入洗净的排骨，加料酒，用大火烧开，加入适量白醋，用小火煮 3 分钟，将排骨捞出，汤备用。

2 面条倒入汤中，搅拌均匀，用小火煮 5 分钟至面条熟透，加入适量盐、鸡粉，拌匀调味，倒入小白菜，加入食用油，搅拌均匀，再用大火煮沸，盛入碗中，放入香菜即可。

 ## 热生姜片擦背

材料	做法
生姜片 3 片。	1. 切 3 片生姜，放微波炉里转 30～40 秒钟后取出。 2. 把热姜片包进纱布，用包着纱布的姜片擦后背。

按摩疗法

在小儿咳嗽缓解的时候，妈妈还可以用自己温暖的双手帮助宝宝按摩，以缓解咳嗽、有痰等不适。如按摩中府穴可以温暖腹部，调整消化功能；按揉风池穴可以祛除湿热；按摩少商穴可以泄热醒神。

扫一扫，看视频

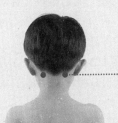

（穴位定位）

风池
位于后颈部，后头骨下的凹陷处，与耳垂齐平。

中府
位于胸前外上方，平第一肋间隙，前正中线旁开6寸。

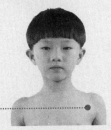
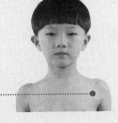

少商
位于手拇指末节桡侧，距指甲角0.1寸（指寸）。

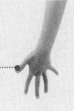

（按摩方法）

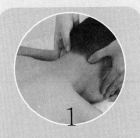

1

用拇指指腹稍用力旋转按揉风池穴1~2分钟，力度适中。可发汗解表、祛风散寒。

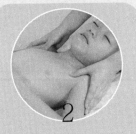

2

用拇指指腹匀速回旋按揉中府穴1~2分钟，力度适中。可清肺热、止咳喘，缓解久咳不愈。

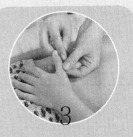

3

用食指、中指弯曲刮擦少商穴1~2分钟，以胸部憋闷感减轻为宜。可理气止痛、生津增液。

腹泻——宝宝止泻非难事

在中医里，腹泻的类型很多，比如脾虚引起的腹泻。脾虚泻主要表现为大便时溏时泻，多于食后作泻，色淡不臭，时轻时重，面色萎黄，肌肉消瘦，神疲倦怠，舌淡苔白，且常反复发作。

孩子中招了吗？

寒湿泻

孩子腹鸣、腹痛，小便清长，大便稀薄或溏稀，大便呈绿色或带有奶块，饮食欠佳。

伤食泻

孩子腹胀，有时呕吐，大便稀，带有酸臭味，小便少。

中医秘方——加味参苓白术散

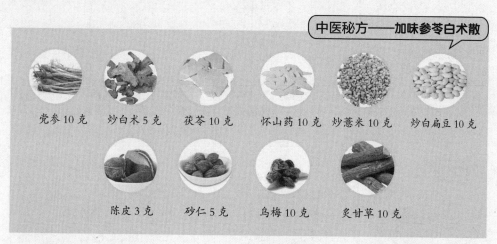

党参 10 克　　炒白术 5 克　　茯苓 10 克　　怀山药 10 克　　炒薏米 10 克　　炒白扁豆 10 克

陈皮 3 克　　砂仁 5 克　　乌梅 10 克　　炙甘草 10 克

服用方法

口服，一日2～3次。

随证加减

若时见腹痛，加木香以理气止痛；久泻不止，而无夹杂积滞者，加煨诃子肉、赤石脂以固肠止泻；大便稀或水谷不化者，加干姜以温中散寒。

养护专栏

饮食调理非常重要，原则是要先减轻胃肠道的负担，逐渐调整饮食。轻症不必禁食补液，重症必须禁食8～16小时，静脉输液纠正水、电解质紊乱，然后口服补液和易消化的饮食，从少到多，从稀到稠，需3～10天恢复正常饮食。

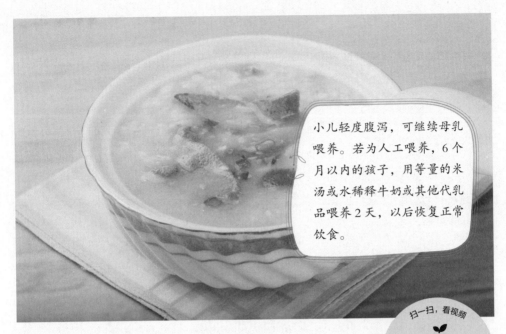

小儿轻度腹泻，可继续母乳喂养。若为人工喂养，6个月以内的孩子，用等量的米汤或水稀释牛奶或其他代乳品喂养2天，以后恢复正常饮食。

扫一扫，看视频

 ## 芝麻猪肝山楂粥

材料

猪肝 150 克，水发大米 120 克，山楂 100 克，水发花生 90 克，白芝麻 15 克，葱花少许。

调料

盐、鸡粉各 2 克，水淀粉、食用油各适量。

做法

1 洗净的山楂切开，去头去蒂，去除果核，切成小块，备用；洗好的猪肝切成薄片，放盐、鸡粉、水淀粉、食用油，腌渍入味。

2 砂锅中注水烧开，倒入洗净的大米、花生，煮沸后用小火煮约 30 分钟，倒入山楂、白芝麻，搅拌匀，用小火续煮 15 分钟，再放入腌渍好的猪肝，拌煮至变色，加盐、鸡粉，拌匀调味，用中火煮一会儿，至米粥入味，装入汤碗中，撒上葱花即成。

鲜姜贴肚脐

材料

鲜姜适量。

做法

1. 鲜姜洗净，剁成碎末。
2. 生姜末放在一块药布上，贴在肚脐处，用橡皮膏粘牢即可。

·按摩疗法·

在小儿腹泻缓解的时候，妈妈还可以用自己温暖的双手帮助孩子按摩，以治疗腹泻、腹胀等不适。如按摩神阙穴可以温暖腹部，按揉中脘穴可以调整消化功能，按揉劳宫穴可以散热燥湿。

扫一扫，看视频

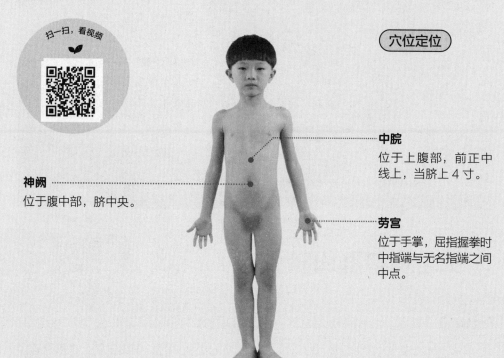

穴位定位

中脘
位于上腹部，前正中线上，当脐上4寸。

神阙
位于腹中部，脐中央。

劳宫
位于手掌，屈指握拳时中指端与无名指端之间中点。

按摩方法

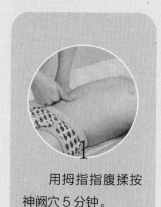

1 用拇指指腹揉按神阙穴5分钟。

2 用拇指指腹以顺时针方向按揉中脘穴，按揉20～30次。

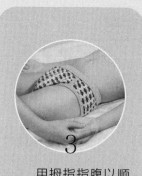

3 用拇指指腹以顺时针方向按揉劳宫穴，按揉20～30次。

厌食——让宝宝胃口常开

小儿厌食症表现为小儿长时间食欲减退或消失，以进食量减少为其主要特征，是一种慢性消化性功能紊乱综合征。常见于 1 ~ 6 岁的小儿，因不喜进食很容易导致小儿营养不良、贫血、佝偻病及免疫力低下等症状，严重者还会影响患儿身体和智力的发育。

孩子中招了吗？

主要症状

不爱吃饭、对食物不感兴趣。

伴随症状

消瘦、乏力、精神行为异常等。

中医秘方——加味桂枝汤

桂枝 3 克　　白芍 6 克　　生姜 2 片　　红枣 3 枚　　清甘草 3 克

服用方法

七天一个疗程，一日一剂。

随证加减

如舌红、花剥苔，阴液不足者，加养胃生津之品，玉竹、百合、石斛、麦冬、生扁豆、生地等斟酌选入；鼻衄（鼻出血）加白茅根、藕节；便秘加生首乌以润之，切忌泻剂；寝汗淋漓者，加麻黄根、糯稻根以止汗；舌淡阳虚，可入附子；虚寒腹痛，倍芍药加饴糖等。

养护专栏

保持良好的生活习惯，适当锻炼，有助于增进食欲。保证睡眠充足，多吃富含纤维素的食物，保持大便通畅。避免过度紧张，造成小儿身心疲劳或精神忧郁。进餐时避免不良刺激，尤其是家长不要强迫孩子进食，要耐心鼓励。

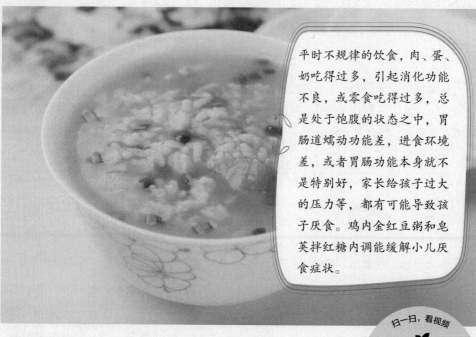

平时不规律的饮食，肉、蛋、奶吃得过多，引起消化功能不良，或零食吃得过多，总是处于饱腹的状态之中，胃肠道蠕动功能差，进食环境差，或者胃肠功能本身就不是特别好，家长给孩子过大的压力等，都有可能导致孩子厌食。鸡内金红豆粥和皂荚拌红糖内调能缓解小儿厌食症状。

扫一扫，看视频

 # 鸡内金红豆粥

材料

水发大米 140 克，水发红豆 75 克，葱花、鸡内金各少许。

做法

1. 砂锅中注入适量清水烧开。
2. 倒入备好的鸡内金、红豆，放入洗好的大米，拌匀。
3. 盖上盖，大火煮开后用小火煮 30 分钟至熟。
4. 关火后盛出煮好的红豆粥，撒上葱花即可。

 # 皂荚拌红糖

材料

皂荚 100 克，红糖适量。

做法

1. 皂荚切断，放入铁锅内，先武火，后文火煅存性。
2. 再剥开荚口，取出豆粒，研细，以适量红糖拌匀吞服。

◦ 按摩疗法 ◦

在宝宝厌食的时候，妈妈还可以帮助宝宝按摩，以缓解胀气、腹胀等不适。如按摩天枢穴可以帮助消化，按摩神阙穴可以温暖腹部，按揉中脘穴可以调整消化功能。

扫一扫，看视频

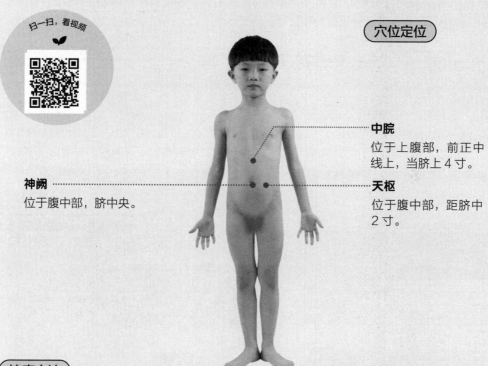

穴位定位

中脘
位于上腹部，前正中线上，当脐上4寸。

神阙
位于腹中部，脐中央。

天枢
位于腹中部，距脐中2寸。

按摩方法

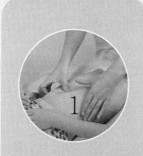

用拇指指腹从中脘穴一直推到神阙穴，反复操作10～15次。

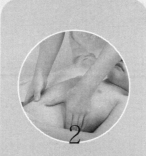

用拇指指腹点按两侧的天枢穴，以皮肤潮红发热为度。

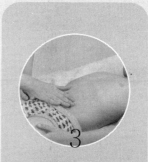

搓热双掌，以神阙穴为中心，用手掌顺时针揉按2～3分钟。

流涎——健脾益气身体好

小儿流涎俗称"流口水"，是一种唾液增多的症状，多见于6个月至1岁半的小儿。其原因有生理的和病理的两种，病理因素常见于口腔和咽部黏膜炎症、面神经麻痹、脑炎后遗症等所致的唾液分泌过多和吞咽不利。

孩子中招了吗？

主要症状

口水清澈、色白不稠，大便不实，小便清长，舌质胖嫩，舌苔薄白等。

伴随症状

口水较稠、浸湿胸前，进食时更多，伴有面色潮红、大便偏干、小便短少。

中医秘方——摄涎汤

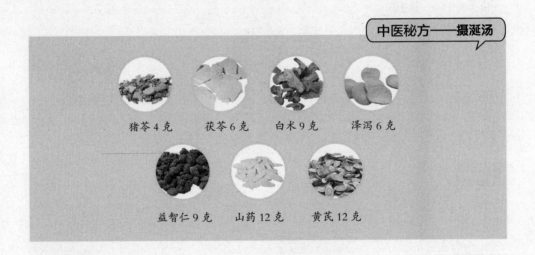

猪苓 4 克　　茯苓 6 克　　白术 9 克　　泽泻 6 克

益智仁 9 克　　山药 12 克　　黄芪 12 克

服用方法

一日一剂，水煎服。七天一疗程。

随证加减

饮食不佳者加焦三仙、石菖蒲，腹胀者加木香、厚朴。

养护专栏

小儿的唾液常呈酸性，对皮肤有刺激作用，尤其是婴儿的皮肤娇嫩，前颈、下颌等部位经常受浸泡易引起皮肤发红，甚至糜烂。为了保护小儿皮肤，这些部位应该经常用温水清洗、擦干并涂上护肤霜，同时应经常更换围涎巾，尤其是在冬季。

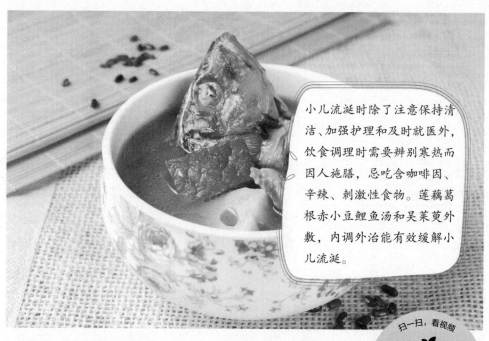

小儿流涎时除了注意保持清洁、加强护理和及时就医外，饮食调理时需要辨别寒热而因人施膳，忌吃含咖啡因、辛辣、刺激性食物。莲藕葛根赤小豆鲤鱼汤和吴茱萸外敷，内调外治能有效缓解小儿流涎。

扫一扫，看视频

 ## 莲藕葛根赤小豆鲤鱼汤

材料

鲤鱼块 450 克，莲藕 140 克，金华火腿 35 克，葛根 15 克，水发赤小豆 80 克，水发干贝 30 克，姜片适量。

调料

盐 3 克，料酒 6 毫升，姜片、食用油适量。

做法

1 去皮洗净的莲藕切块，金华火腿切片。
2 鱼块加少许盐、料酒拌匀，腌渍约 10 分钟。
3 用油起锅，撒上姜片，爆香，倒入腌渍好的鱼块，煎出香味。
4 注入适量清水，大火略煮，倒入莲藕块、火腿片、葛根、水发赤小豆、水发干贝，搅散、拌匀。
5 盖上盖，烧开后转小火煮约 120 分钟，至食材熟透，揭盖，加入少许盐，拌匀调味即可。

 ## 吴茱萸外敷

材料

吴茱萸粉末、醋各适量。

做法

1. 取吴茱萸粉末适量，加适量醋调成膏状。
2. 再将膏药敷于孩子的双足心即可。

121

◦ 按摩疗法 ◦

在宝宝临睡前，妈妈还可以帮助宝宝按摩，以缓解口水过多、小便短少等症状。如推脾经可以调整脾胃；按摩三关穴可以补气行气，疏通经络；按揉中脘穴可以健脾和胃。

扫一扫，看视频

穴位定位

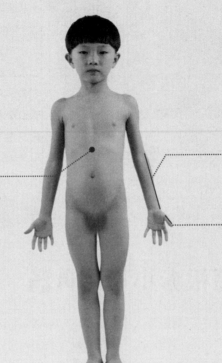

中脘
位于上腹部，前正中线上，脐中上 4 寸。

三关
位于前臂桡侧，阳池至曲池呈一直线。

脾经
位于拇指末节螺纹面或拇指桡侧缘，由指尖到指根呈一直线。

按摩方法

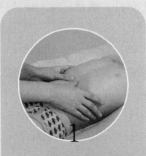

1

用拇指指腹自中脘穴向脐两旁分推 20 ~ 50 次。

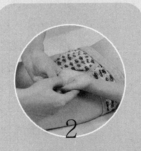

2

用拇指指腹从患儿拇指指尖桡侧面向指根方向直推，左右两侧各 100 次。

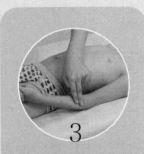

3

将食指、中指紧并，自腕推向肘，称为推三关。常规操作 100 次。

自汗、盗汗——改善孩子的病症

　　小儿盗汗是指小孩在睡熟时全身出汗，醒则汗停的病症。对于生理性盗汗一般不主张药物治疗，而是采取相应的措施，去除生活中导致出汗的因素。中医认为，汗为心液，若盗汗长期不止，心肾元气耗伤将十分严重，多主张积极治疗其本。

······· **孩子中招了吗？** ·······

主要症状

　　在安静状态下，全身或局部出汗过多，甚则大汗淋漓，夜啼，厌食，时有口臭，头发稀疏、缺少光泽、面色苍白等。

伴随症状

　　面色萎黄，大便不调（或干燥或不成形），倦怠乏力，手足不温或手心热，经常感冒，咳嗽等。

中医秘方——当归六黄汤加减方

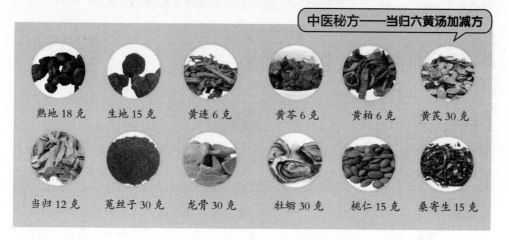

熟地18克　　生地15克　　黄连6克　　黄芩6克　　黄柏6克　　黄芪30克

当归12克　　菟丝子30克　　龙骨30克　　牡蛎30克　　桃仁15克　　桑寄生15克

服用方法

　　一日一剂，水煎服。

随证加减

　　若兼气虚者，加党参15克、黄芪15克、红枣10枚；如肺结核盗汗者，加青蒿10克、地骨皮10克、炙鳖甲20克；若兼自汗者，加白术10克、防风10克、红枣10枚。

养护专栏

　　小儿盗汗以后，要及时用干毛巾擦干皮肤，及时换衣服，动作要轻快，避免小儿受凉感冒。注意及时补充水分和盐，可以在孩子喝的白开水中加点食盐和糖，糖可以促进水和盐的吸收。被褥也要经常晾晒，日光不仅可以令被褥干燥，还有消毒杀菌的作用。

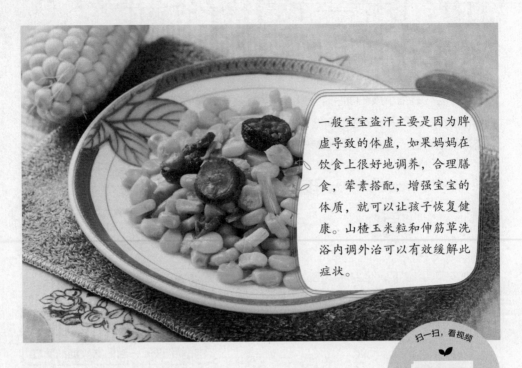

一般宝宝盗汗主要是因为脾虚导致的体虚，如果妈妈在饮食上很好地调养，合理膳食，荤素搭配，增强宝宝的体质，就可以让孩子恢复健康。山楂玉米粒和伸筋草洗浴内调外治可以有效缓解此症状。

扫一扫，看视频

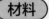 山楂玉米粒

材料

鲜玉米粒 100 克，水发山楂 20 克，姜片、葱段各少许。

调料

盐 3 克，鸡粉 2 克，水淀粉、食用油各适量。

做法

1. 锅中注水，用大火烧开，加 1 克盐，倒入玉米粒，搅拌几下，焯 1 分钟。
2. 放入洗好的水发山楂，焯片刻，捞出焯好的玉米粒和山楂，沥干备用。
3. 起锅注油烧热，下入姜片、葱段，炒香，倒入玉米和山楂，快速拌炒匀。
4. 加入 2 克盐、鸡粉，炒匀调味。倒入水淀粉，快速拌炒至锅中食材入味即成。

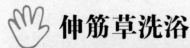 伸筋草洗浴

材料	做法
伸筋草、麦秆各适量。	1. 伸筋草和麦秆煎汤备用。 2. 药液倒出，趁热外洗患处，注意防外风侵袭。

按摩疗法

在宝宝临睡前，妈妈还可以帮助宝宝按摩，以缓解出汗过多、夜啼、厌食等症状。如按摩小天心穴可以畅通经络，推脾经可以调整经络，清天河水可以稳定情绪。

扫一扫，看视频

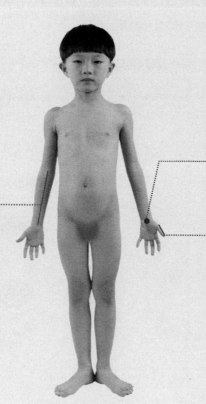

穴位定位

小天心
位于大小鱼际交界处，内劳宫之下，总筋之上。

天河水
位于前臂正中，腕横纹至肘横纹，成一直线。

脾经
位于拇指末节螺纹面或拇指桡侧缘，由指尖到指根呈一直线。

按摩方法

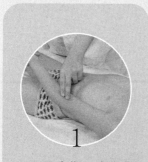

1

用食指、中指指腹清天河水 200 次，以皮肤发红为度。

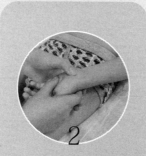

2

用拇指指腹揉小天心穴 100 次，以有酸胀感为度。

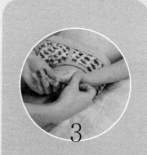

3

用拇指指腹从患儿拇指指尖桡侧面向指根方向直推 100 次。

消化不良——饮食均衡胃口佳

小儿消化不良是由饮食不当或非感染引起的小儿肠胃疾患。在临床上有以下症状：餐后饱胀、进食量少，偶有呕吐、哭闹不安等。这些症状都会影响患儿进食，导致身体营养摄入不足，发生营养不良的概率较高。

孩子中招了吗？

主要症状

上腹痛、腹胀、胃气胀、嗳气、恶心、呕吐、上腹灼热感等。

伴随症状

大便恶臭、拒食、夜卧不宁、面颊潮红、口臭。

中医秘方——四君子汤加减方

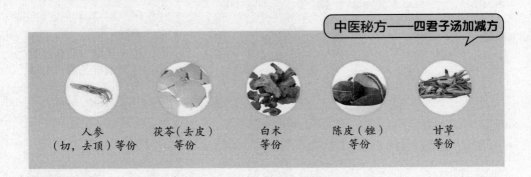

| 人参（切，去顶）等份 | 茯苓（去皮）等份 | 白术等份 | 陈皮（锉）等份 | 甘草等份 |

服用方法

一日一剂，水煎服。

随证加减

便稀苔腻者，加苍术、薏米以燥湿健脾；大便溏薄者，加炮姜、肉豆蔻以温运脾阳；饮食不化者，加焦山楂、炒谷芽、炒麦芽以消食助运；腹胀者，加木香、槟榔以理气除胀；汗多易感者，加黄芪、防风以益气解表；情志抑郁者，加柴胡、佛手以疏肝解郁。

养护专栏

注意饮食，宜定时定量，不宜太饱；食物宜新鲜、清洁；不要过食辛辣、炙烤和肥腻的食物。哺乳不宜过急，以免吞进空气；哺乳后可抱正小儿身体轻拍背部，使吸入的空气得以排出。

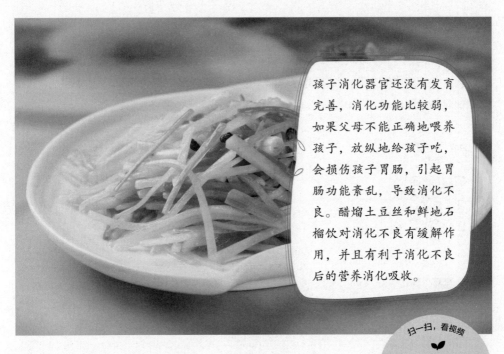

孩子消化器官还没有发育完善，消化功能比较弱，如果父母不能正确地喂养孩子，放纵地给孩子吃，会损伤孩子胃肠，引起胃肠功能紊乱，导致消化不良。醋熘土豆丝和鲜地石榴饮对消化不良有缓解作用，并且有利于消化不良后的营养消化吸收。

扫一扫，看视频

 醋熘土豆丝

材料

土豆200克，胡萝卜40克，花椒、葱段各少许。

调料

盐3克，鸡粉2克，芝麻油2毫升，陈醋8毫升，水淀粉5毫升，食用油适量。

做法

1 洗净去皮的土豆切成片，再切成丝；洗净去皮的胡萝卜切成丝。

2 锅中注入适量水烧开，加入少许盐、鸡粉，放入土豆丝、胡萝卜丝，煮至断生，捞出待用。

3 用油起锅，放入花椒、葱段爆香，倒入土豆丝和胡萝卜丝，翻炒均匀。

4 加入少许盐、鸡粉、陈醋，炒匀调味，倒入少许水淀粉勾芡，淋入适量芝麻油即成。

 鲜地石榴饮

材料

鲜地石榴150克。

做法

1. 鲜地石榴洗净，加水600毫升，煎煮，去渣取汁。

2. 待其浓缩至剩300毫升时饮用，每日3次，每次10毫升。

·按摩疗法·

在小儿消化不良症状缓解时，妈妈还可以帮助宝宝按摩，以缓解腹胀、恶心、呕吐等症状。如按摩中脘穴可以调理消化功能，按摩天枢穴可以促进消化，按揉足三里穴可以调理胃肠、通经络。

扫一扫，看视频

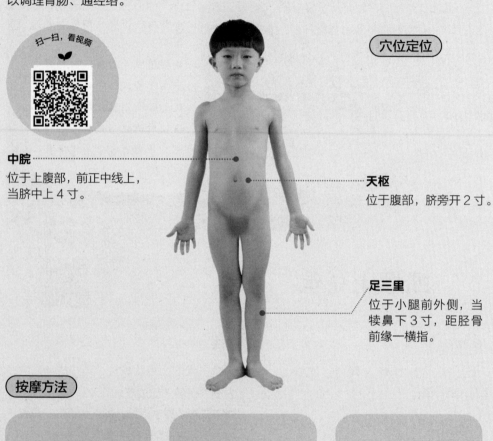

穴位定位

中脘
位于上腹部，前正中线上，当脐中上4寸。

天枢
位于腹部，脐旁开2寸。

足三里
位于小腿前外侧，当犊鼻下3寸，距胫骨前缘一横指。

按摩方法

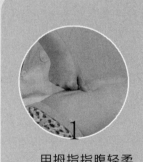

1

用拇指指腹轻柔地匀速回旋按揉中脘穴1～2分钟。

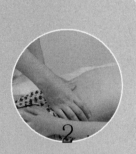

2

用拇指指腹按揉天枢穴1～2分钟。

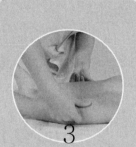

3

用拇指指腹揉按足三里穴，以皮肤潮红发热为度。

便秘——疏通便便有绝招

小儿便秘是指患儿1周内排便次数少于3次的病症。新生儿正常排便为出生一周后一天排便4～6次，3～4岁的小儿排便次数一天1～2次为正常。便秘是临床常见的复杂症状，而不是一种疾病，主要是指排便次数减少、粪便量减少、粪便干结等病理现象。

孩子中招了吗？

主要症状

排便次数明显减少，大便干燥、坚硬，秘结不通，排便时间间隔较久（>2天），无规律，或虽有便意而排不出大便。

伴随症状

腹痛、腹胀、缺乏食欲、呕吐等胃肠道症状。

中医秘方——润肠丸

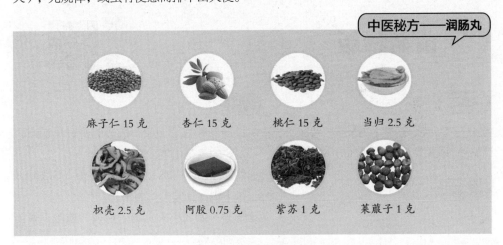

麻子仁 15 克　　杏仁 15 克　　桃仁 15 克　　当归 2.5 克

枳壳 2.5 克　　阿胶 0.75 克　　紫苏 1 克　　莱菔子 1 克

服用方法

炼蜜丸，如麻子，二三十丸，温水服下。

养护专栏

帮助孩子养成自身的排便规律，否则排便间隔越来越长，会增加便秘的可能性。多喝水，多进食可以促进肠蠕动的食物。父母可给患儿提供尽可能多的水果和富含纤维素的蔬菜，以减少便秘的发生或减轻便秘的程度。水果可以是杏、桃、梨和李子等。

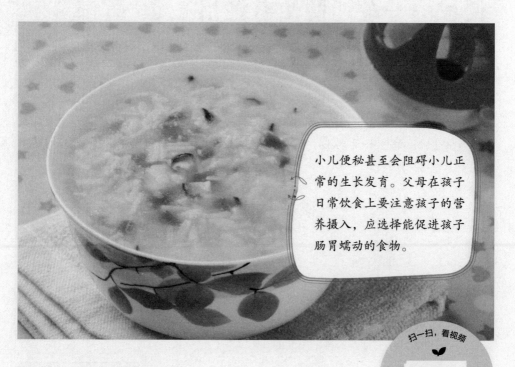

小儿便秘甚至会阻碍小儿正常的生长发育。父母在孩子日常饮食上要注意孩子的营养摄入，应选择能促进孩子肠胃蠕动的食物。

扫一扫，看视频

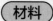 菌菇稀饭

材料

金针菇70克，胡萝卜35克，香菇15克，绿豆芽25克，软饭180克。

调料

盐少许。

做法

1 洗净的绿豆芽切粒，洗好的金针菇切段，洗好的香菇切丁，洗净的胡萝卜切丁。

2 倒入适量水，放入金针菇、胡萝卜、香菇，盖上锅盖，用大火煮沸。

3 揭盖，调成小火，倒入软饭，搅散，煮至食材软烂。

4 倒入绿豆芽，放入盐，搅拌入味，装入碗中即可。

 葱白淡豆豉敷脐

材料	做法
生葱白、淡豆豉、生姜各10克，盐3克。	1.上述材料共捣至极烂，和成稠膏状备用。 2.取药膏适量，敷在患儿肚脐中，外以纱布敷盖，胶布固定即可。

按摩疗法

在小儿便秘缓解的时候，妈妈还可以用自己温暖的双手帮助宝宝按摩，以治疗秘结不通、腹胀等不适。如按摩天枢穴可以调理胃肠，按揉足三里穴可以调整消化功能，清大肠润肠通便。

扫一扫，看视频

穴位定位

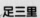

天枢
位于腹部，脐旁开2寸。

大肠经
位于食指桡侧缘，自食指尖至虎口成一条直线。

足三里
位于小腿前外侧，当犊鼻下3寸，距胫骨前缘一横指。

按摩方法

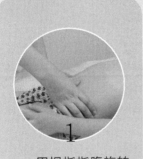

1

用拇指指腹旋转揉按两侧天枢穴，以有酸胀感为宜。

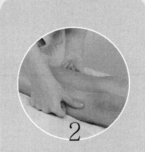

2

用拇指指腹揉按两侧足三里穴，以穴位有酸胀感为宜。

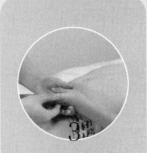

3

用拇指指腹推按大肠经穴，称为清大肠，推按10次。

口疮——消炎镇痛吃饭香

口疮是指口舌浅表溃烂的一种病症，可见于任何年龄的小儿，但以婴幼儿发病较多。现代医学认为，人体口腔内存在着许多致病菌和非致病菌，在健康情况下它们和人体保持着相对平衡，不会引起疾病，一旦人体免疫力减弱，就可能发生口腔炎症。

孩子中招了吗?

主要症状

起病急，病程短，口腔溃烂及疼痛，局部有灼热感，发热。

伴随症状

舌上、舌边溃烂，腭、齿龈口角溃烂。

中医秘方——泻黄散

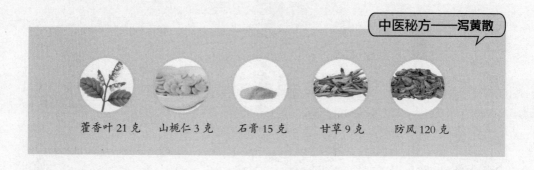

藿香叶 21 克　　山栀仁 3 克　　石膏 15 克　　甘草 9 克　　防风 120 克

服用方法

一日一剂。

随证加减

加熟大黄通腑泄热，加茵陈、茯苓清热利湿，加苍术、陈皮燥湿运脾，加枸杞子、沙参、玉竹、石斛滋养胃阴，加鸡内金、神曲、山楂消食助运。

养护专栏

口疮反复发作，患儿往往痛苦不堪，所以一定要加强护理，不要给患儿吃过热、过硬及刺激性食物。注意口腔卫生，要经常用温开水漱口。如口疮痛可用青黛散涂患处，腐臭可用锡类散涂患处，腐烂渐去可用珠黄散涂患处。

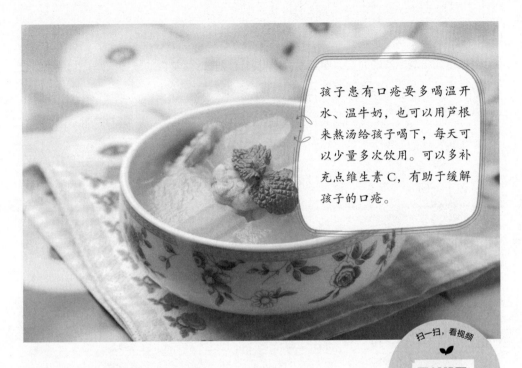

孩子患有口疮要多喝温开水、温牛奶，也可以用芦根来熬汤给孩子喝下，每天可以少量多次饮用。可以多补充点维生素C，有助于缓解孩子的口疮。

扫一扫，看视频

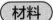 ## 冬瓜虾仁汤

材料

虾仁 200 克，鲜冬瓜 200 克，姜片 4 克。

调料

盐 2 克，料酒 4 毫升，食用油适量。

做法

1 洗净的冬瓜切片，取出电饭锅，打开盖子，通电后倒入切好的冬瓜。

2 倒入洗净的虾仁、姜片、料酒和食用油。

3 加入适量清水至没过食材，搅拌均匀。

4 盖上盖子，按下"功能"键，调至"煲汤"状态，煮 30 分钟至食材熟软。

5 打开盖子，加盐调味即可。

 ## 白菜根疗法

材料	做法
白菜根、芥菜籽、葱白各适量。	1. 将白菜根同芥菜籽、葱白一起捣碎。 2. 然后用纱布将这些捣碎的材料贴于孩子的足心即可。

● 按摩疗法 ●

在小儿口疮缓解的时候，妈妈还可以用自己温暖的双手帮助孩子按摩，以治疗口腔热感及痛感等不适。如清天河水可以发汗散热；补肾经可以补益肾气，泄热利尿；按揉涌泉穴清除体内湿热。

扫一扫，看视频

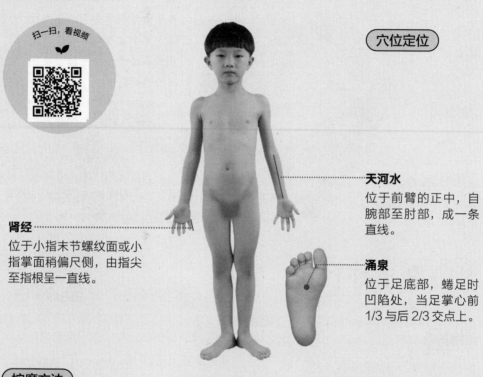

穴位定位

天河水
位于前臂的正中，自腕部至肘部，成一条直线。

肾经
位于小指末节螺纹面或小指掌面稍偏尺侧，由指尖至指根呈一直线。

涌泉
位于足底部，蜷足时凹陷处，当足掌心前1/3与后2/3交点上。

按摩方法

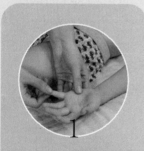

1 用拇指指腹从孩子小指指尖直线推向指根，称补肾经。常规操作100～200次。

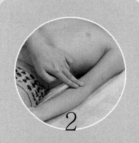

2 将食指和中指并拢，用指腹自腕推至肘，快速推擦天河水2～3分钟。

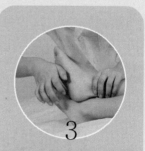

3 用手掌的大鱼际肌推擦涌泉穴2～3分钟。

肥胖——吃出来的"小胖墩"

小儿肥胖是指小儿体重超过同性别、同年龄健康儿，一定程度的明显超重与脂肪层过厚症状，是体内脂肪尤其是三酰甘油积聚过多而导致的一种状态。本症状是食物摄入过多或机体代谢改变而导致体内脂肪积聚过多，造成体重过度增长。

孩子中招了吗？

主要症状

皮下脂肪丰满，分布比较均匀，身体脂肪积聚以腹部、臀部及肩部为显著，腹部皮肤出现白纹、粉红色或紫纹；四肢肥胖，尤以上臂和臀部明显。

伴随症状

无内分泌紊乱和代谢障碍性疾病，常有疲劳感，活动时气短或腿痛，行动笨拙。

中医秘方——陈皮甘草散

陈皮 10 克　　茯苓 10 克　　枳实 10 克　　胆南星 10 克

甘草 3 克　　竹茹 6 克　　枇杷叶 10 克　　半夏 8 克

服用方法

一日两剂，温水送服。

随证加减

食欲亢进，加黄芩10克；小便不利，加泽泻10克。

养护专栏

儿童时期的肥胖症可为成人肥胖症、高血压、高脂血症、脂肪肝等疾病的先驱病因。且肥胖的小儿容易受到同龄人的取笑，再加上不爱活动，常有自卑、孤僻和不合群等性格改变。所以小儿肥胖应引起家长足够的重视，应督促患儿多进行体育锻炼，以减轻体重，改善心肺功能。

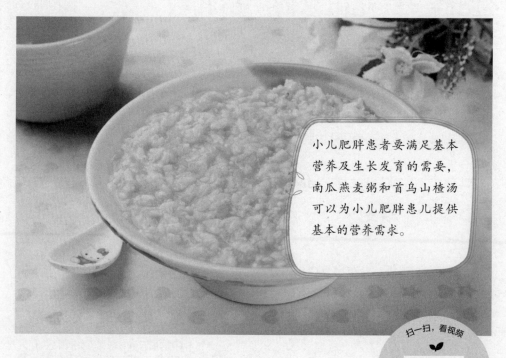

小儿肥胖患者要满足基本营养及生长发育的需要，南瓜燕麦粥和首乌山楂汤可以为小儿肥胖患儿提供基本的营养需求。

扫一扫，看视频

 ## 南瓜燕麦粥

材料

南瓜 190 克，燕麦 90 克，水发大米 150 克。

调料

白糖 20 克，食用油适量。

做法

1. 装好盘的南瓜放入烧开的蒸锅，加盖，中火蒸 10 分钟至熟。
2. 揭盖，把蒸熟的南瓜取出，用刀将南瓜压烂，剁成泥状，备用。
3. 砂锅注入适量清水，大火烧开，倒入水发大米、燕麦、食用油，加盖，慢火煲20分钟。
4. 揭盖，放入备好的南瓜，大火煮沸后加入糖，搅拌至融化即可。

 ## 首乌山楂汤

材料

生首乌、夏枯草、山楂、泽泻、莱菔子各 10 克。

做法

1. 上述材料先用清水浸泡半小时，再煎煮2次。
2. 待温后，取药液兑匀，分2次服。

·按摩疗法·

妈妈可以用自己温暖的双手帮助宝宝按摩，以缓解疲劳感、行动时气短等不适。如按摩足三里穴可以促进肠胃蠕动、润肠通便，按揉关元穴可以消脂，按揉丰隆穴可畅通经络。

扫一扫，看视频

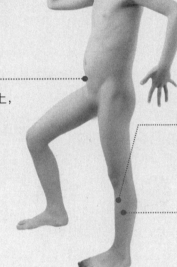

穴位定位

关元
位于下腹部，前正中线上，
当脐下 3 寸。

足三里
位于小腿前外侧，当
犊鼻下 3 寸，距胫骨
前缘一横指。

丰隆
位于小腿前外侧，当
外踝尖上 8 寸，条口
穴外，距胫骨前缘二
横指。

按摩方法

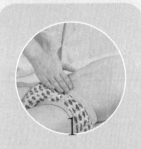

1

用手掌以环形摩
擦患儿腹部关元穴及
周围 6 分钟，然后搓
揉患儿四肢 5 分钟。

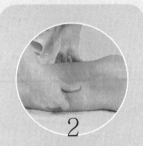

2

将拇指指腹放于
两侧足三里穴上，力
度微重，揉按 5 分钟，
以局部有酸胀感为宜。

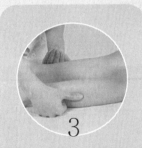

3

用拇指指腹揉按
两侧丰隆穴，力度适
中，揉按 5 分钟。

夜啼——啼哭不宁难入睡

小儿夜啼症常见于1岁以内的哺乳期婴儿，多因受惊或身体不适引起。主要表现为婴儿长期夜间烦躁不安，啼哭不停，或时哭时止，辗转难睡，天明始见转静，日间则一切如常。中医认为此病多因小儿脾寒、神气未充、心火上炎、食积等所致。

孩子中招了吗？

主要症状

啼哭时哭声低弱、时哭时止、睡喜蜷曲、腹喜摩按、四肢欠温、吮乳无力、胃纳欠佳、大便溏薄、小便较清、面色青白、唇色淡红。

伴随症状

啼哭时哭声较响、见灯尤甚，哭时面赤唇红、烦躁不宁。

中医秘方——大黄甘草散

大黄12克　　甘草3克

服用方法

一日一剂，分两次服用。

随证加减

如外邪犯胃，加藿香、紫苏、佩兰；食滞，加山楂、六曲；痰饮，加半夏、茯苓；气滞，加枳壳、厚朴；腹痛，加木香、白芍；痢疾，加黄连、木香；肝胃不和，加柴胡、生麦芽、黄芩；腑实明显，加芒硝；脾气虚，加白术、党参、山药。

养护专栏

注意保持环境安静，检查衣服被褥有无异物刺伤皮肤。婴儿啼哭不止，要注意寻找原因，如饥饿、过饱、闷热、寒冷、虫咬、尿布浸渍、衣被刺激等。要吃清淡且易消化的食物，如粥、米糊等。

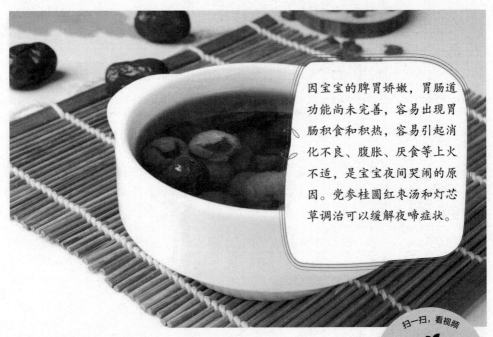

因宝宝的脾胃娇嫩，胃肠道功能尚未完善，容易出现胃肠积食和积热，容易引起消化不良、腹胀、厌食等上火不适，是宝宝夜间哭闹的原因。党参桂圆红枣汤和灯芯草调治可以缓解夜啼症状。

扫一扫，看视频

 ## 党参桂圆红枣汤

材料

党参 45 克，桂圆肉 45 克，红枣 55 克，枸杞子 20 克。

做法

1. 党参、桂圆洗净，红枣洗净去核。
2. 养生壶中放入适量水烧开，放入党参、红枣和桂圆煎煮至熟。
3. 放入枸杞子再煮片刻，趁热服用。

 ## 灯芯草

材料	做法
灯芯草 15 克。	1. 灯芯草用水煎 2 次。 2. 药液倒出后，分为上、下午服用。

· 按摩疗法 ·

在小儿临睡前，妈妈还可以用自己温暖的双手帮助孩子按摩，以治疗啼哭不止、烦躁不宁等症状。如揉按印堂穴可以畅通经络，按揉膻中穴可以调整气息，揉按神门穴可以调节自律神经，帮助入眠。

扫一扫，看视频

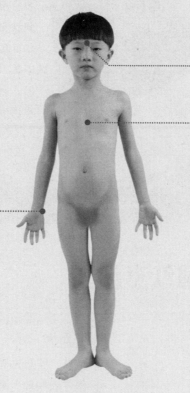

穴位定位

印堂
位于额部，当两眉头中间。

膻中
位于胸部，平第四肋间，两乳头连线的中点处。

神门
位于腕掌横纹尺侧，尺侧腕屈肌腱的桡侧凹陷处。

按摩方法

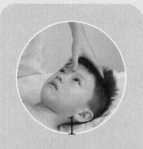

用拇指指尖以每秒 1 次的频率有节奏地按压印堂穴 30 次。

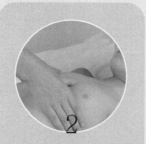

用拇指指腹推揉膻中，一推一揉为 1 次，常规操作 30 次，以潮红为度。

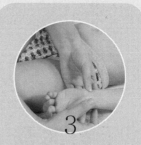

用拇指指腹以点两下揉三下的频率，点揉神门穴 2 分钟。

流鼻血——鼻腔干燥内火旺

小儿鼻腔黏膜中的微细血管分布较为浓密，且敏感而脆弱，容易破裂导致出血。引起偶尔流鼻血的原因有上火、心情焦虑，或被异物撞击、人为殴打等。鼻出血也可由鼻腔本身疾病引起，还可能是全身性疾病所诱发。

孩子中招了吗？

主要症状

鼻腔前部出血、鼻腔中上部出血、鼻腔后部出血，或经后鼻孔流至咽部等。

伴随症状

除腹痛、面色苍白、出虚汗外，还可呕吐出咖啡样物，烦渴引饮，齿龈红肿，烦躁不安。

中医秘方——白茅根蜜饮

白茅根（鲜品）200 克

蜂蜜 20 克

服用方法

一日一剂。

随证加减

高热，出血广泛严重者，加生石膏30克、龙胆草9克、紫草9克，以泻火清热；腹痛、便血者，加白芍12克、甘草9克、五灵脂9克（包煎）、蒲黄9克、木香6克、地榆12克，以缓急止痛。

养护专栏

小儿流鼻血的病理特点在于火升血溢，而辛辣温燥食品，如辣椒、姜、茴香、花椒等，多辛温燥烈，容易助长火热，使鼻出血加重。因此，小儿流鼻血当选用性偏寒凉的食物，饮食亦偏凉或性平。蔬菜水果之性凉者，多利于止血，如鲜藕、荠菜、白菜、丝瓜、芥菜、蕹菜、黄花菜、西瓜、梨、荸荠、竹蔗等。脾虚鼻血者以花生、红枣为最好。

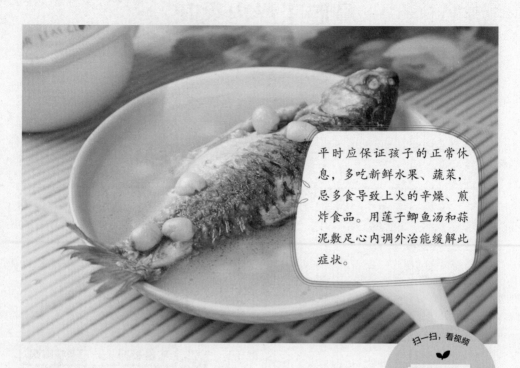

平时应保证孩子的正常休息，多吃新鲜水果、蔬菜，忌多食导致上火的辛燥、煎炸食品。用莲子鲫鱼汤和蒜泥敷足心内调外治能缓解此症状。

扫一扫，看视频

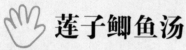 **莲子鲫鱼汤**

材料

鲫鱼一条，莲子30克，姜3片，葱白3克。

调料

料酒5毫升，盐3克，食用油15毫升。

做法

1. 莲子泡入水中备用；用油起锅，放入处理好的鲫鱼，两面分别煎1分钟至金黄色。

2. 倒入适量热水，没过鱼身，加入葱白、姜片、料酒，盖上盖，大火煮沸。

3. 揭盖，倒入泡好的莲子，拌匀，盖上盖，小火煮30分钟至有效成分析出。

4. 揭盖，倒入盐，拌匀调味即可。

 蒜泥敷足心

材料	做法
大蒜30克。	1. 大蒜剥去蒜衣，捣烂成泥。 2. 将蒜泥敷在孩子的足心之处。

○ 按摩疗法 ○

　　在小儿流鼻血症状缓解时，妈妈还可以用自己温暖的双手帮助宝宝按摩，以治疗流鼻血、烦躁不安等症状。如揉按百会穴可以安神静心，按揉迎香穴可以畅通经络，揉按合谷穴可以润燥、滋养肺气。

扫一扫，看视频

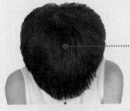

穴位定位

百会
位于前发际正中直上 5
寸，两耳尖连线的中点。

迎香
位于鼻翼外缘中点旁，
当鼻唇沟中。

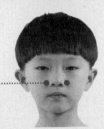

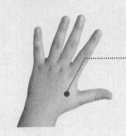

合谷
位于手背第一、二掌
骨间，第二掌骨桡侧
中点处。

按摩方法

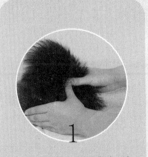

用拇指指腹匀速
回旋揉按百会穴 1～3
分钟。

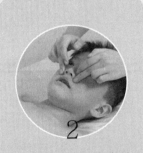

用中指指腹点按
迎香穴 1～2 分钟，
力度由轻到重。

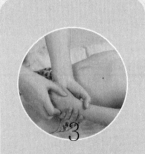

用拇指指腹按揉
合谷穴 1～3 分钟。

贫血——气血两虚面苍白

小儿贫血是儿童时期较为常见的一种症状，一般是由于缺铁所致。中医认为，小儿脾胃运化功能尚未发育完全，多食则伤胃，过饥则伤脾，水谷精微无法运化成气血，从而导致宝宝贫血。

孩子中招了吗？

主要症状

疲乏无力，易烦躁哭闹或精神不佳，不爱活动，食欲减退。

伴随症状

头晕、眼前发黑、耳鸣、神疲乏力、纳少便溏、少气懒言、畏寒肢冷、自汗等。

中医秘方——加味四君子汤

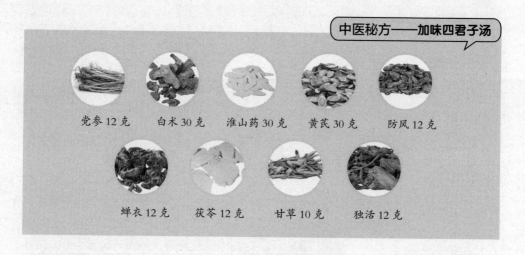

党参 12 克　白术 30 克　淮山药 30 克　黄芪 30 克　防风 12 克

蝉衣 12 克　茯苓 12 克　甘草 10 克　独活 12 克

服用方法

一日一剂，温水送服。

随证加减

夜尿频、小儿遗尿，加菟丝子、益智仁、炒杜仲、潼蒺藜等温肾固涩；见乏力纳差、不思饮食、食冷溏泄等中焦虚寒者，加香附、砂仁以温中理气，或加干姜、赤石脂。

养护专栏

现在小儿贫血大多是挑食、偏食等不良饮食习惯所致，家长切莫给孩子乱进补。如是轻度的营养性贫血，可采用食疗方式，比如多吃动物内脏、木耳、香菇等食物，提高食欲，促进吸收；若是重度贫血，需在医生指导下进行药物治疗。

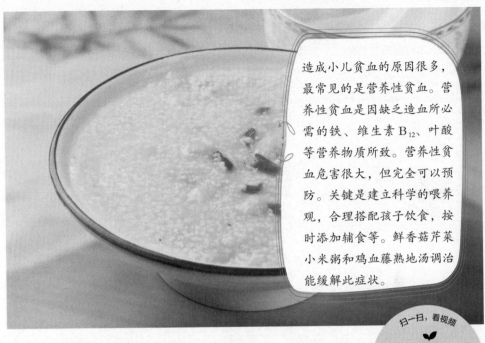

造成小儿贫血的原因很多，最常见的是营养性贫血。营养性贫血是因缺乏造血所必需的铁、维生素 B_{12}、叶酸等营养物质所致。营养性贫血危害很大，但完全可以预防。关键是建立科学的喂养观，合理搭配孩子饮食，按时添加辅食等。鲜香菇芹菜小米粥和鸡血藤熟地汤调治能缓解此症状。

鲜香菇芹菜小米粥

扫一扫，看视频

材料

水发小米 100 克，芹菜梗 70 克，鲜香菇 40 克。

调料

盐、食用油各适量。

做法

1. 取备好的芹菜梗，清洗干净，将洗净的芹菜梗切成粒，备用。
2. 洗好的鲜香菇去蒂，再切粗丝，改切成丁，备用。
3. 砂锅中注水烧开，倒入洗净的小米，煮沸后用小火煮至小米变软。
4. 倒入鲜香菇丁，用小火续煮片刻，放入芹菜粒、食用油、盐，拌煮片刻，至米粥入味，盛入碗中即成。

鸡血藤熟地汤

材料

鸡血藤 20 克，熟地黄 30 克。

做法

将鸡血藤和熟地黄用水煎，去渣取汁，分 3 次服用。

● 按摩疗法 ●

在小儿贫血症状缓解时，妈妈还可以用自己温暖的双手帮助宝宝按摩，以治疗易疲劳、头晕等症状。如揉按中脘穴可以调理消化功能，揉按足三里穴可以调理肠胃，按揉三阴交穴可以畅通经络。

扫一扫，看视频

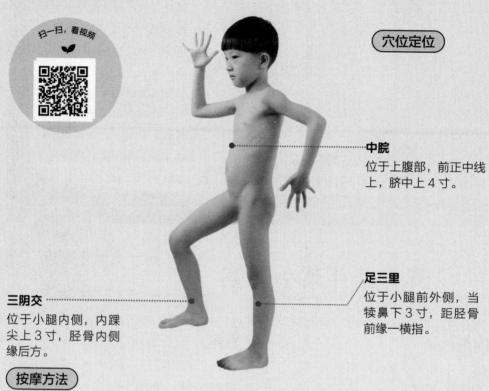

穴位定位

中脘
位于上腹部，前正中线上，脐中上4寸。

足三里
位于小腿前外侧，当犊鼻下3寸，距胫骨前缘一横指。

三阴交
位于小腿内侧，内踝尖上3寸，胫骨内侧缘后方。

按摩方法

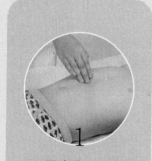

1
用食指、中指、无名指的指腹稍用力揉按中脘穴1分钟。

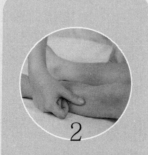

2
用拇指指腹点按足三里穴1分钟，以穴位有酸胀感为宜。

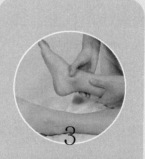

3
用拇指指腹点按三阴交穴1分钟，以穴位有酸胀感为宜。

牙痛——牙龈肿痛胃火盛

小儿牙痛是指小儿牙齿由内因或外界因素而引起的疼痛，痛时往往伴有不同程度的牙龈肿胀，一般6岁左右的儿童患病较多，因为此时乳牙开始脱落。一般来说，牙痛和龋齿也有很大关系，而龋齿产生的主要原因就是没有养成良好的口腔卫生习惯。

孩子中招了吗？

主要症状

牙痛为主，牙龈肿胀，咀嚼困难，口渴口臭，或时痛时止，遇冷热刺激痛，面颊部肿胀等。

伴随症状

牙龈鲜红或紫红、肿胀、松软，有时龈缘有糜烂或肉芽组织增生外翻，刷牙或吃东西时牙龈易出血。

中医秘方——引火散风汤

补骨脂
10～12克

白蒺藜
9～12克

服用方法

一个月一疗程，一日两剂。

随证加减

便秘加大黄9～12克，小便黄赤加栀子6～9克、竹叶6克，牙龈肿痛、口气臭秽加清胃散，小儿龋齿加生石膏15～30克、细辛2～5克、熟地10～20克，夜间口咽干燥加熟地30～60克、巴戟天12～20克、麦冬10克、茯苓9克、五味子5克。

养护专栏

临床上牙痛发生的原因很多，应针对不同的原发病进行治疗，以免耽误孩子出牙。注意口腔卫生，避免过度的冷、热、酸、甜等刺激。同时还要注意孩子的饮食，最好吃些清胃泻火、凉血止痛的食物，如牛奶、贝类、芋头、南瓜、西瓜、荸荠等。

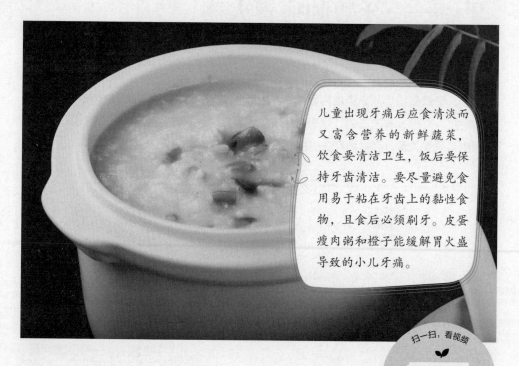

儿童出现牙痛后应食清淡而又富含营养的新鲜蔬菜，饮食要清洁卫生，饭后要保持牙齿清洁。要尽量避免食用易于粘在牙齿上的黏性食物，且食后必须刷牙。皮蛋瘦肉粥和橙子能缓解胃火盛导致的小儿牙痛。

扫一扫，看视频

 皮蛋瘦肉粥

材料

皮蛋1个，瘦肉30克，大米50克。

调料

姜末、葱花各少许，盐6克，鸡粉4克。

做法

1 洗净的瘦肉剁成肉末；皮蛋去壳，切丁。

2 淘洗过的大米盛入内锅中，加入适量清水，盖上陶瓷盖。

3 取隔水炖盅，加入适量清水，放入盛有大米的内锅，盖上盅盖，炖煮2.5小时。

4 白粥炖好，揭开盅盖，加入肉末、皮蛋、姜末，再炖煮20分钟。

5 放入盐、鸡粉调味，撒上葱花即可。

 橙子止牙痛

材料	做法
橙子1个。	1. 橙子洗净，切一片，咬在牙痛的地方。
	2. 持续10分钟左右更换一片橙子，如此重复至疼痛缓解。

·按摩疗法·

在小儿牙痛缓解的时候，妈妈还可以用自己温暖的双手帮助宝宝按摩，以缓解牙龈肿胀、面颊部肿胀等不适。如按揉合谷穴、风府穴、颊车穴可以祛除湿热，按摩肩井穴、内庭穴可以去体热，按揉缺盆穴通经络。

扫一扫，看视频

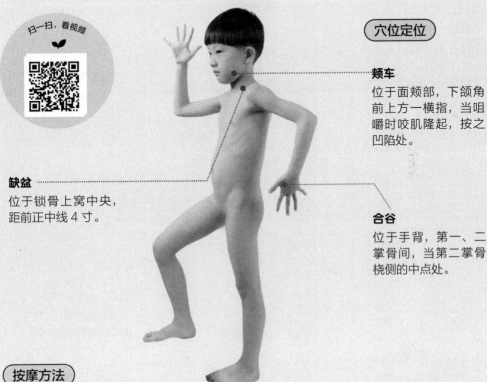

穴位定位

颊车
位于面颊部，下颌角前上方一横指，当咀嚼时咬肌隆起，按之凹陷处。

缺盆
位于锁骨上窝中央，距前正中线 4 寸。

合谷
位于手背，第一、二掌骨间，当第二掌骨桡侧的中点处。

按摩方法

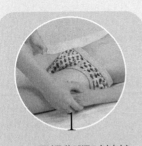

1
用拇指顺时针按揉合谷穴1~3分钟，频率为150~200次/分钟，以穴位有酸胀感为度。

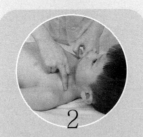

2
用双手中指按压两侧缺盆穴 1 分钟，频率为 60 次 / 分钟，以穴位有酸胀感为度。

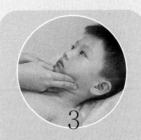

3
用食指和中指的指腹点按颊车穴，先以柔和的力度放松，再慢慢地点按 1 ~ 2 分钟。

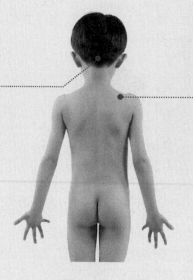

风府
位于后头部，从正中
发际直上 1 寸，两侧
斜方肌之间的凹陷处。

肩井
位于肩上，当大椎与
肩峰端连线的中点上。

内庭
位于足背当第二、第三跖
骨结合部前方凹陷处。

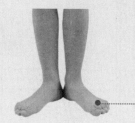

按摩方法

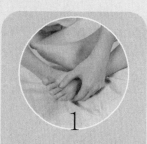

用拇指指腹点按
内庭穴 3 ~ 5 分钟，
以穴位有酸胀感为宜。

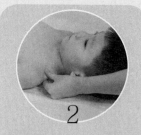

将拇指、食指、中
指相对呈钳状，捏揉肩井
穴 1 ~ 2 分钟，力度适中，
频率为 60 次 / 分钟，以
有酸胀感为宜。

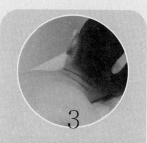

用拇指指腹按揉
风府穴，按揉 1 ~ 2
分钟。